PRÁCTICAS
HOLÍSTICAS
para la SALUD

El sencillo cuidado de su salud

Si desea aprender más sobre enfoques de curación alternativos, pero no sabe dónde empezar, este es el libro apropiado para usted. Esta guía presenta lo fundamental de una variedad de métodos curativos holísticos:

- Relajación
- Concentración
- Afirmaciones
- Visualización
- Curación con colores
- Retardar el proceso de envejecimiento
- Meditación
- Hierbas curativas
- Homeopatía
- Curación con las manos
- Vitaminas y nutrición
- Liberación de miedo y resentimiento
- Pérdida de peso y mantenimiento de su peso ideal

Descubra cómo puede obtener salud y bienestar —es simple con *Prácticas Holísticas para la Salud*—.

Acerca de la autora

Kay Henrion es una enfermera profesional con más de veinticuatro años de experiencia. Ella afirma que la medicina alternativa y la prevención es el camino a seguir para tener una salud óptima en el nuevo milenio. Kay actualmente atiende consultas privadas y utiliza un enfoque holístico para la curación. Sus pacientes y estudiantes han aprendido lo fácil que es hacer los cambios necesarios para llevar una vida más saludable y satisfactoria.

Para escribir a la autora

Para contactar o escribir a la autora, o si desea más información sobre este libro, envíe su correspondencia a Llewellyn Español. La casa editora y la autora agradecen su interés y comentarios en la lectura de este libro y sus beneficios obtenidos. Llewellyn Español no garantiza que todas las cartas enviadas serán contestadas, pero sí le aseguramos que serán remitidas al autor.

Favor escribir a:

Kay Henrion
% Llewellyn Español
P.O. Box 64383, Dept. 1-56718-287-9
St. Paul, MN 55164-0383, U.S.A.

Incluya un sobre estampillado con su dirección y $US1.00 para cubrir costos de correo. Fuera de los Estados Unidos incluya el cupón de correo internacional.

PRÁCTICAS
HOLÍSTICAS
para la SALUD

Kay Henrion

Traducido al Español por:
Héctor Ramírez y Edgar Rojas

2002
Llewellyn Español
St. Paul, Minnesota 55164-0383, U.S.A.

PRIMERA EDICIÓN
Primera impresión, 2002

Edición y coordinación general: Edgar Rojas
Diseño de la portada: **Kevin R. Brown**
Diseño del interior: Alexander Negrete
Imagen de la portada: © Digital Stock
Traducción al español: Héctor Ramírez y Edgar Rojas

Library of Congress Cataloging-in-Publication Data.
Biblioteca del Congreso. Información sobre esta publicación.

Henrion, Kay.
   [Healing alternatives for beginners. Spanish]
   Practicas holisticas para la salud / Kay Henrion ; traducido al Espanol porHéctor
Ramírez and Edgar Rojas.
      p. cm.
   Includes bibliographical references and index.
   ISBN 1-56718-287-9
   1. Self-care, Health. 2. Holistic medicine. 3. Alternative medicine. 4. Health. I. Title.

RA776.95 .H46418 2002
615.5—dc21
                                                                2002016125

La editorial Llewellyn no participa, endosa o tiene alguna responsabilidad o autoridad concerniente a los negocios y transacciones entre los autores y el público. Las cartas enviadas al autor serán remitidas a su destinatario, pero la editorial no dará a conocer su dirección o número de teléfono, a menos que el autor lo especifique.

La información relacionada al Internet es vigente en el momento de esta publicación. La casa editorial no garantiza que dicha información permanezca válida en el futuro. Por favor diríjase a la página de Internet de Llewellyn para establecer enlaces con páginas de autores y otras fuentes de información.

Advertencia: El propósito de este libro es proveer información educacional e histórica para el público en general, concerniente a remedios herbales que han sido usados durante muchos siglos. Al ofrecer información, el autor y la editorial no asumen la responsabilidad del autodiagnóstico basado en estos estudios o usos tradicionales de hierbas en el pasado. Aunque usted tiene el derecho constitucional de diagnosticar y prescribir terapias herbales para sí mismo, es aconsejable que consulte un médico para tomar las mejores decisiones. La editorial no toma parte en las creencias o la efectividad de los métodos o tratamientos discutidos en este libro.

Llewellyn Español
Una división de Llewellyn Worldwide, Ltd.
P.O. Box 64383, Dept. 1-56718-287-9
St. Paul, MN 55164-0383, U.S.A.
www.llewellynespanol.com
Impreso en los Estados Unidos de América.

Para Gina, quien cambió mi vida.

Contenido

Agradecimientos xi

Introducción xiii

1   El por qué de este libro .1

2   Somos especiales 5

3   El arte de la meditación 23

4   Cómo usar la meditación 37

5   Visualizar para curar 45

6   El mundo de la homeopatía 61

7   Matices curativos de los colores 73

8   Vencer el estrés 83

9   Alimento para la mente 95

10 Ejercicio 137

11 Hierbas curativas 141

12 El poder del tacto 157

13 El proceso de envejecimiento 163

14 La salud de los animales 175

15 Vivir con el SIDA 185

Bibliografía 193

Índice 197

Agradecimientos

Quiero agradecer a las siguientes personas por
sus contribuciones en la creación de este libro:

*Mis padres, por el amor y apoyo que me
han dado durante toda mi vida.*

*Kathy, por darme las lecciones que
necesitaba para crecer.*

*Joyce Smith, por sugerirme plasmar todas mis ideas
y enseñanzas en un libro fácil de entender.*

*Ed Brhel, por contribuir con la exitosa
historia de su vida.*

*Debra Wolfson, por su amistad y su increíble
apoyo en la edición y mercadeo y por su amistad.*

Introducción

TENGO UNA HISTORIA maravillosa que contar. Es la historia de alguien que tuvo el valor de desafiar un sistema de creencias —el cual había estado vigente durante treinta años, siendo reforzado por un gran cubrimiento de los medios y un extendido pensamiento popular, sin mencionar muchas investigaciones científicas—.

Estoy segura que Rachel no es la única persona que ha hecho esto, pero sí es la única que conozco, así que ella empieza "abriendo" este libro.

Rachel comenzó a asistir a mis clases a principios de 1992. Uno de los desafíos de ella en la vida era mantener su peso ideal. Había leído varios libros populares sobre nutrición y estaba completamente confundida. Usted puede imaginarse su cara cuando dije en clase "no hay alimentos buenos ni malos. Podemos comer todo lo que queramos y seguir siendo felices y sanos con nuestro peso ideal. Ganar peso no tiene nada que ver con lo que comemos".

Estaba segura que ella saldría de clase cuestionando mi cordura —pero no lo hizo, se quedó y creyó lo que escuchó—.

Aprendió que no tenía que ponerle limitaciones a sus habilidades. Comenzó a responsabilizarse por su salud y con esa actitud vino el poder —sobre su cuerpo y la forma en que éste respondía a los desafíos de su vida—.

Con una nueva percepción y actitud, Rachel se dio cuenta que la comida que consumía era "buena" y nutritiva para su cuerpo, y que éste desechaba lo que no necesitaba. En el curso de seis meses, durante los cuales consumió quesadillas, cinco pasteles de durazno, diversas tortas y muchos helados, perdió diez libras y ha permanecido estable en su peso ideal. No, no aumentó su nivel de ejercicio. En realidad, decreció a medida que se involucró más en su trabajo.

Esta exitosa historia es sólo una de las muchas escritas en este libro. Tal vez cuando termine de leer el último capítulo, usted podría ser el protagonista de uno de estos asombrosos relatos.

Cuando configuramos la mente para responsabilizarnos de nuestra propia vida y bienestar, hemos dado un gran paso hacia una completa salud mental, corporal y espiritual.

1

El por qué de este libro

UNA DE LAS primeras preguntas que la gente me hace es, "¿por qué renunció a años de educación médica tradicional y un empleo estable en un buen medio, para dedicarse a algo tan controversial como la salud holística?".

Incluso en mi infancia, siempre hacía preguntas como, "¿por qué la gente se enferma?" o "¿por qué no podemos comer todo lo que queremos?". Nunca estuve satisfecha con respuestas tales como, "eso es así" o "esa es la forma aceptada de hacer las cosas". Después de ir a una tradicional escuela de enfermería, pasar seis años en unidades de cuidados intensivos, y graduarme como enfermera, me di cuenta que había cosas del sistema que no estaban funcionando para el paciente o el profesional de la salud. Veía personas sometidas incuestionablemente a medicamentos y operaciones que no eran necesarios o debilitaban al paciente; y también observaba cómo buenos profesionales médicos se dedicaban a trabajar en otras cosas para ocupar su tiempo, tales como el cuidado de perros y cortar el césped.

Podría repetir las historias de horror que presencié o me contaron disgustados pacientes, pero eso sólo reforzaría una situación negativa, lo cual no es el propósito de este libro. Con cada incidente, me decía a mí misma, "debe haber algo mejor, algo que pueda marcar la diferencia". Fui a una escuela de enfermería armada con estas preocupaciones y no recibí todas las respuestas. Aunque el programa de prácticos es más holístico, también estaba basado en la medicina tradicional y no satisfacía completamente mis necesidades, como lo descubrí cuando trabajé independientemente en una clínica.

En este tiempo, surgieron en mí algunos problemas médicos. Interminables trastornos de la vejiga fueron una fuente de irritación y dolor. También desarrollé un pequeño y doloroso bulto de nervios en mi muñeca derecha, y problemas en los senos óseos de la cara empezaron a interferir en mi ocupado horario. Para este tiempo, no sólo me decepcioné al observar la medicina tradicional desde el punto de vista de los pacientes, también me di cuenta que tampoco funcionaba para mí. Los medicamentos no hacían mucho, y me estaba volviendo sensible a todo lo que ingería. Tenía reacciones adversas a todo, desde los analgésicos hasta las antihistaminas. Mi cuerpo estaba tratando de decirme que estos químicos no le pertenecían. Decidí escucharlo.

Toda mi vida he creído que si el plan A no funciona, entonces desarrollo el plan B; pero no tenía ningún plan B. Por consiguiente, me dirigí de nuevo a los libros. Esta vez me enfoqué en el estudio de la nutrición, las hierbas, la relajación, la homeopatía, la visualización, el pensamiento positivo, la medicina oriental, y cualquier cosa que estuviera a mi alcance.

Comencé a usar estos remedios en mí y observé resultados. La alfalfa funcionó para los problemas de los senos óseos de la cara, y no tuve que preocuparme por los efectos secundarios de la antihistamina. Las hierbas, la dieta y la homeopatía aliviaron mi problema de vejiga padecido durante veinte años, sin desequilibrar mi sistema inmunológico como lo hacen la mayoría de antibióticos. He aprendido a amar mi vejiga y a verla como un tejido hermoso y sano que siempre funciona con su máximo potencial. El problema de la muñeca respondió muy bien a la visualización de luz blanca y el pensamiento positivo.

Estos remedios funcionaron para mí, no debido a que sean mágicos, sino porque tomé la responsabilidad de mi propio "bienestar". Algunos de los efectos tomaron más tiempo en manifestarse que los producidos al ingerir una píldora, pero no originaron reacciones colaterales ni interfirieron en funciones corporales, y además fueron más duraderos. No sólo se aliviaron mis problemas físicos, también mi actitud mental es diferente. Ahora soy una persona mucho más feliz, con un sentimiento de realización y amor por mí misma, que nunca podría conseguir con un frasco de píldoras.

A través de los años, realmente he aprendido lo que significa el concepto de salud holística. El cuerpo en sí no es una entidad; sin la mente y el espíritu es un cascarón. Ya que el cuerpo no puede estar enfermo sin que entren en juego estas dos partes, tampoco puede ser curado sin la intervención de la mente y el espíritu. Visualice estos tres elementos como un espiral entrelazado, sin fin ni comienzo, y nunca separado.

Ahora, esta es la verdadera razón para la creación de *Prácticas holísticas para la salud*: todos mis logros y conocimientos fueron obtenidos a través de años de ensayos y experimentos. Me di cuenta que la persona corriente no tiene el tiempo ni los recursos para hacer lo que yo hice, y que gran parte de lo escrito actualmente sobre salud es complicado y su lectura consume mucho tiempo. Ya que siempre he tenido la reputación de hacer las cosas simples para que mis pacientes y estudiantes entiendan, el siguiente paso lógico era simplificar todo lo que había aprendido en un libro fácil de seguir.

Este libro es justo eso. La investigación profunda presentada en este proyecto ha sido formulada para que sea fácilmente leída y entendida por personas corrientes interesadas en mejorar su salud. No profeso saber todo o tener todas las respuestas. En realidad, lo que hago es motivarlo a que sea curioso y aprenda más de sí mismo. Tal vez este libro no responderá todas sus preguntas, pero si activa su curiosidad, habrá cumplido satisfactoriamente su propósito.

La bibliografía contiene una lista de referencias, e incluso no son la última palabra sobre el tema de la buena salud. Extienda estas referencias con sus propios experimentos, diviértase y disfrute de una salud envidiable.

Somos especiales

EN MI OPINIÓN, ningún libro sobre la salud estaría completo sin una sección que tratara el amor por sí mismo, la autovaloración y la responsabilidad individual. Realmente creo que gran parte de la curación en cualquier nivel —mental, físico o espiritual— se debe al reconocimiento del valor propio de la persona que está siendo sanada.

"¿Me amo lo suficiente para estar saludable?"

En este capítulo espero mostrarle lo importante que es el amor por sí mismo para tener sanos el cuerpo, la mente y el espíritu. También pretendo demostrar qué tan esencial es nuestra responsabilidad personal para el concepto del amor por sí mismo y el bienestar. Este concepto es el punto focal de esta lectura. El bienestar de cada uno de nosotros gira alrededor de nuestros seres interior y exterior, y la forma en que los percibimos; por consiguiente, es bueno empezar con un capítulo sobre el amor por sí mismo.

Somos como copos de nieve

Todos somos especiales, diferentes a cualquier otra persona en este planeta. La química de nuestro cuerpo es única y nadie puede duplicar la forma en que hemos vivido o percibido nuestras experiencias. Todo lo que nos ha rodeado desde el nacimiento ha tenido un impacto en nuestro ser y ha moldeado los individuos que ahora somos. Piense en lo particular que es su vida comparada con la de otras personas. Todos somos tan diferentes como copos de nieve, y también hermosos y especiales.

La teoría de la negatividad

Desafortunadamente, muy pocas personas creen en lo hermosos y especiales que realmente son. Pienso que esto es debido a la interferencia negativa de la sociedad que la mayoría hemos experimentado al madurar. Desde el comienzo, la negatividad es plantada en nuestra mente y perpetuada. Algunos padres castigan a sus hijos diciéndoles que son malos, en lugar de decir, "te amo, pero no me gusta lo que estás haciendo". Decirle a los hijos que son malos sólo siembra una semilla negativa. Al explicarles que usted no aprueba su comportamiento, les está diciendo que deben cambiar y son capaces de hacer dicho cambio. Este es un mensaje positivo.

Los mensajes negativos nos son comunicados a lo largo de la vida. Los medios de comunicación parecen considerar las noticias sensacionalistas y negativas como las más importantes. Muchos eventos de la vida cotidiana están centrados alrededor de mensajes negativos: un préstamo del banco es asegurado con la amenaza de la pérdida de su casa, en lugar de un incentivo para pagar la deuda a tiempo o con anticipación; muchas prácticas religiosas nos dicen que somos pecadores y nunca lo suficientemente buenos para merecer la gloria. Por supuesto, todos tenemos nuestra propia percepción de lo que es bueno o malo. Con todas estas diferentes perspectivas, hay muchos mensajes confusos y mezclados dados a nosotros y a nuestros hijos.

Creer en lo positivo

El pensamiento positivo es un ingrediente esencial en el proceso curativo. He visto personas superar los peores problemas médicos simplemente creyendo en algo o alguien de manera positiva. Su sistema de creencias se centraba en el doctor, las enfermeras, el poder de un ser superior, o en sí mismos. El punto es que creían firmemente en algo o alguien.

Durante mis años como enfermera vi salir de la unidad de cuidados intensivos a personas que por todos los razonamientos médicos no deberían haber vivido. Estos pacientes aceptaron la curación en todos los niveles: físico, mental y espiritual. Tuvieron mucho valor, amor por sí mismos y una actitud positiva.

La elección es suya

En nuestras manos está tener energía positiva o negativa en la vida. La actitud negativa adiciona fuerza a una enfermedad y desvirtúa el poder y la capacidad curativa del individuo. Sentirnos mal con nosotros mismos puede cerrar todos los puentes entre nosotros.

Trabajando juntos

La energía negativa se intensifica cuando se hace parte de una energía colectiva (por ejemplo, un problema médico que logra el cubrimiento de los medios). Muchas personas no se dan cuenta de lo poderosa que puede ser la energía negativa. La energía es fuerte, ya sea positiva o negativa, y los pensamientos en grupo pueden convertirse en fuerzas. Cuando cientos de miles de personas están pensando en lo mismo, se convierte en una fuerza muy poderosa bajo cualquier circunstancia.

Por ejemplo, el cubrimiento inicial que los medios dieron al SIDA (síndrome de inmunodeficiencia adquirida) fue muy negativo, parcializado, y rayó en la histeria. Esto se convirtió en una poderosa fuerza que creó una sensación de desespero en algunas personas que contrajeron la enfermedad.

Los círculos de curación son un ejemplo de energía positiva. Un círculo de curación es un grupo de personas reunidas que se enfocan en el alivio y bienestar de un individuo en particular o varios a la vez. He participado en muchos de estos círculos, los cuales han producido resultados satisfactorios para el receptor.

Hay otras personas con un entendimiento tan firme del concepto de amor por sí mismo y autovaloración, que han podido curarse por sí mismos de muchas enfermedades. Ellos son un maravilloso ejemplo del fuerte poder que la mente tiene sobre el cuerpo para quienes padecen cualquier tipo de trastorno o manifestación médica.

Usted puede amarse a sí mismo hasta lograr una salud perfecta.

Por qué manifestamos nuestras enfermedades

A través de los años he observado la capacidad de las personas para manifestar en forma física enfermedades que existen a nivel subconsciente. Los niños son expertos en manifestar enfermedades cuando en la escuela no están preparados para un examen. Si usted experimenta un dolor en el cuello, busque quién o qué incidente lo está molestando. Estas manifestaciones físicas son causadas por la conexión mente-cuerpo.

Un buen ejemplo de esto es el paciente cardiaco. Muchos de ellos ponen barreras contra su mundo o partes de él. A menudo son trabajadores obsesivos que obstruyen cualquier relación personal. Esto crea una situación estresante en el equilibrio mente-cuerpo. Las manifestaciones físicas de sus cuerpos se convierten en los vasos sanguíneos coronarios bloqueados, que pueden causar angina y daño en el tejido, lo que se conoce como infartaciones miocardiales o ataques al corazón.

Más razones

Hay muchas razones por las que se manifiestan las enfermedades en nuestro cuerpo. ¿Qué problema no ha sido resuelto? ¿Esto involucra a alguien o algo más? Si estamos haciendo estas preguntas, es tiempo que seamos honestos con nosotros mismos. Hay que explorar todas las posibilidades. Uno de los primeros pasos que debemos dar es sentarnos y despejar la mente; luego necesitamos aislar el problema y la causa. Por ejemplo, si hay un problema de hombros consistente en dolor y un rango limitado de movimiento, ¿será porque alguien ha sido restrictivo con nosotros de forma inaceptable? También hay que considerar la posibilidad de que estemos limitándonos o usando la enfermedad para escondernos de alguien o algo.

Una pariente mía relató la historia de sus infecciones vaginales. En un tiempo, ella estuvo atravesando una serie de experiencias negativas con hombres. En adición a los problemas en sus relaciones, también tenía un dilema respecto a su autovaloración. Pensaba que para ser aceptada y amada, debía ser activa sexualmente. Esto le creó un gran malestar emocional, el cual se manifestó finalmente en una infección vaginal que duró un año. Su médico la trató en vano con todos los medicamentos convencionales.

Ella combatió la infección durante un año, hasta que decidió liberarse de relaciones que exigían su actividad sexual. En este punto, también comenzó a trabajar por su valor como persona, y en pocas semanas después de su decisión, su infección vaginal desapareció sin medicamentos.

Otro ejemplo es una revelación personal que me involucra a mí y la lucha que tuve con resentimientos. Hace aproximadamente un año, empecé a experimentar rigidez en mis articulaciones. Se me hacía más difícil pararme del sofá y tenía problemas para estar derecha. Pensaba que esto no podía estar sucediéndome, pues no era vieja y siempre había estado en forma. Cuando alguien me dijo que la artritis y las articulaciones frígidas son sólo una manifestación de resentimientos, empecé a considerar esta posibilidad en mi vida. Finalmente me di cuenta que tomaba a mal las acciones de un ser amado en una situación particular. Liberé todos los resentimientos, y como resultado no tuve más problemas en las articulaciones.

¿Más razones?

Algunas personas usan las enfermedades para ganancias secundarias, mientras otras las aprovechan para controlar una persona o situación. Muchos se interesan por mejorar la calidad de sus vidas y necesitan algo como una enfermedad para comenzar. Cualquiera que sea la razón, acéptela sin sentimiento de culpa y proceda con su curación.

La clave es el amor

Una de las principales claves para la curación es descubrir las razones por las que hemos manifestado nuestros desafíos físicos. Esto va de la mano con la curación emocional y mental. Me di cuenta que me amaba lo suficiente para renunciar a cargas negativas, tales como los resentimientos.

El amor por el ser es muy importante. Si tan solo pudiéramos darnos cuenta de esto en un nivel más consciente, seríamos más felices en todos los aspectos de la vida.

¿Por qué?

Hay quienes van de un doctor a otro sin éxito alguno. ¿Cómo puede suceder esto? Es el momento de cuestionar por qué la enfermedad se manifestó y no hay una aceptación de cualquier energía curativa.

Acéptela

Debemos amarnos a nosotros mismos lo suficiente para aceptar nuestra curación. Esta aceptación es una parte importante de la auto-responsabilidad y necesita ser hecha en todos los niveles: físico, mental y espiritual.

La curación es un proceso cooperativo y creativo en el que debemos participar y adicionar energía. Tenemos que aceptar la curación sin importar cómo ocurra —la ruta tradicional de las píldoras y una cirugía, o un método natural holístico—.

¿Quién es responsable?

Esto me lleva a otro concepto vital: la responsabilidad por sí mismo. Uno de los diez mandamientos dice que debemos "amar al prójimo como a sí mismo". La expresión clave aquí es "a sí mismo". El máximo amor por nosotros mismos es el acto de ser responsables por nuestro ser.

A través de los años se nos ha inculcado una falsa sensación de seguridad respecto a nuestra salud. "No tengo que cuidarme, todos lo harán por mí —doctores, enfermeras, hospitales, y el seguro médico del gobierno durante mi vejez"—.

Nunca sabemos qué nos depara el futuro. El seguro médico estatal está fallando, se están haciendo reducciones en los beneficios de los servicios del cuidado de la salud, y las compañías de seguros están cancelando pólizas de personas con enfermedades crónicas y de costoso tratamiento. Pronto, el dinero del seguro médico estatal será escaso, y muchas personas deberán enfrentar el pago de enormes gastos médicos.

Buenas preguntas

¿Por qué estamos dejando que los demás sean responsables de nuestra vida y bienestar? ¿Somos perezosos? ¿Tenemos la actitud de no cuidarnos hasta que sea demasiado tarde? ¿Somos muy confiados?

A lo largo de la vida, a menudo trasladamos a otros la responsabilidad de nuestros actos. Somos muy propensos a culpar a los demás y a las situaciones para no tener que mirarnos a nosotros mismos. "El diablo me impulsó a hacerlo", no tiene ningún sentido y es una mala excusa. Cuando decidimos tomar la responsabilidad de nuestra vida y nuestro bienestar, hemos dado un paso gigantesco hacia una total salud mental, corporal y espiritual.

Depende de nosotros

Si nuestra mente puede enfermarnos, también puede fácilmente aliviarnos; por consiguiente, en gran parte somos responsables de curarnos. Realmente nadie puede hacerlo por nosotros —posiblemente no tendrán éxito los doctores, las drogas de prescripción, miles de remedios de venta libre, o cualquier otra fórmula mágica que podamos encontrar—.

Hay muchas personas que tratan de controlar nuestros pensamientos. Los anuncios publicitarios nos dicen qué alimentos comer, cuál ropa usar, y cómo manejar otras áreas de nuestra vida, incluyendo la salud. Los medios de comunicación proyectan nuestros pensamientos, ideas y conclusiones, y a los doctores se les ha asignado la responsabilidad de nuestro bienestar.

Por ejemplo, constantemente somos bombardeados con comerciales de televisión que nos dicen, "confíe en su doctor, él sabe qué es lo mejor". De hecho, los doctores tienen un gran conocimiento médico basado en los datos disponibles hoy día; sin embargo, no siempre saben lo que es mejor para el ser holístico.

Algunos doctores están realmente interesados en el bienestar de sus pacientes. Estos son los que llegan a conocerlo como individuo y son conscientes de los muchos aspectos de su vida. Ellos trabajarán con usted en el proceso de curación holística (mente, cuerpo y espíritu), y tienen la mente abierta y preparada para tener en cuenta nuevas soluciones a viejos problemas. Más importante aún, escucharán lo que tiene que decir y lo dejarán ser parte del proceso de toma de decisiones, pues se trata de su salud. Estos son los doctores que no desean tomar la responsabilidad de su salud y no se sienten amenazados por su conocimiento, sino que quieren ayudarlo a tomar las mejores decisiones.

Tome el control

Nadie debería intimidarnos respecto a nuestra salud. Debo recalcar la importancia de cuestionar al profesional de la salud. Haga preguntas, especialmente si se siente incómodo por algo que se dice o hace con respecto a su condición. Tenga fe en sí mismo. Los médicos conocedores y competentes en su campo no se sentirán ofendidos por sus preguntas.

Podemos leer, hacer nuestras investigaciones, y escuchar todas las opiniones y percepciones, pero, a la larga, necesitamos decidir qué es lo mejor para nosotros. Tenemos la capacidad de crear nuestras vidas y realidades.

Desafortunadamente, a veces nos atascamos con las actividades estresantes de la vida cotidiana, y no hacemos de nuestra salud una alta prioridad. ¿Mi consejo? No espere más que la ciencia aparezca con una droga milagrosa que curará todas las enfermedades y resolverá todos los problemas. No existe y nunca existirá. ¡Esa droga milagrosa es usted!

Usted tiene la capacidad de hacerse cargo de su vida.

Hacerse cargo de su vida es creer en sí mismo, así como lo es amarse a sí mismo. Hay muchas directrices para la curación. Para hacer el mejor uso de ellas, debe creer en sí mismo y en su capacidad para crear su propia realidad. Cualquier doctor que sea honesto le dirá que no hace nada para realmente ayudarlo, más que proveer el vehículo para que tomen posesión su auto-confianza, la mente y el cuerpo.

Pasos para asumir la responsabilidad

Elimine todos los pensamientos negativos que limitan sus habilidades naturales. Tenemos la capacidad de curarnos por nosotros mismos. Esta capacidad surge cuando nos deshacemos de palabras e ideas limitantes.

Otro paso para la responsabilidad personal es no adoptar los problemas y realidades de otro. Por ejemplo, yo soy una ávida amante de los helados y no puedo pensar en nada mejor que deleitarme consumiéndolos en un día caluroso, y entre más fríos mejor. Un día, alguien me dijo que no debería comer muy rápido algo frío, pues me daría un terrible dolor de cabeza. Nunca antes había oído eso, pero debo haberlo creído. La siguiente vez que comí un helado tuve un dolor de cabeza. Me tomó un tiempo darme cuenta que no necesitaba aceptar esto como verdad y decidí que ese molesto dolor no era parte de mi realidad. Inmediatamente dejé de tener dolores de cabeza.

Otro ejemplo es la luz fluorescente. La misma historia: nunca había sentido diferencia en mi nivel de energía cuando estaba alrededor de una luz fluorescente, hasta que alguien me dijo que ella podría agotar la energía de una persona. Creí en esa teoría un par de años hasta que finalmente me cansé de esto.

Libertad de elección

En nuestro mundo hay muchos mensajes con negatividad limitante. He llegado al punto de no aceptar estas limitaciones en mi vida. Me envuelvo en luz blanca (el significado de esta luz es explicado en el capítulo sobre colores) y *me siento* protegida y rodeada de salud y energía amorosa. Ahora decido, en un nivel consciente, lo que es cómodo e incómodo para mí, y elimino lo que parece molestarme.

Cuando nos rehusamos a aceptar la negatividad, tenemos más espacio en nuestra vida para experiencias y pensamientos positivos. Liberar los temores puede eliminar muchas de nuestras limitaciones. Pregúntele a alguien que haya "caminado sobre el fuego" acerca de la liberación del miedo. Esta persona ha liberado el miedo al ardiente rescoldo y trotado a través de carbón caliente sin herirse sus pies.

Recuerde que la liberación de todos los pensamientos negativos debe ser hecha en los tres niveles: cuerpo, mente y espíritu. Cuando somos más abiertos, nos escuchamos y creemos en nosotros mismos, encontramos que todas las soluciones usualmente están en nuestras manos.

La verdad

Tal vez todos los conceptos que estoy presentando no pueden ser probados científicamente, pero son métodos que funcionan para mí y otras personas que los usan. Es muy importante entrar en contacto con el ser interior y tener fe en nosotros mismos y nuestro juicio. Lo que percibimos como cierto es la verdad para nuestras vidas y el mundo.

El poder de las afirmaciones

Los pensamientos y las palabras son instrumentos muy poderosos. Son las herramientas con las cuales creamos el mundo en que vivimos y nuestra realidad. Lo que pensamos y hablamos se convierte en lo que nos enfocamos, y esto se manifiesta en la realidad tridimensional. Mire a su alrededor —en sus manos está la elección de energía positiva o negativa—.

Las afirmaciones deben ser dichas en tiempo presente. Empiécelas con las palabras "yo estoy". Tenga cuidado de no iniciar con expresiones tales como "voy a" o "estoy tratando", pues esto establece la afirmación en el futuro. A lo largo del libro encontrará ejemplos de afirmaciones.

Los pensamientos son hechos

Podemos crear lo que pensamos. Todo lo que vemos y nos rodea fue una vez el pensamiento de alguien. Para crear o manifestar algo en nuestra vida, primero debe ser pensado. Tenemos la capacidad de estimular este mismo proceso con nuestra salud. Si afirmamos que estamos saludables y aceptamos la buena salud como parte de nuestra realidad, tenemos más probabilidad de permanecer sanos. Nuestro cuerpo seguirá el pensamiento. En el cerebro, creamos todos los químicos que necesitamos para nuestra salud y supervivencia. Cuando creemos algo acerca de nuestro cuerpo, el cerebro produce los químicos para hacer que suceda. Este es uno de los principios básicos detrás de la autocuración.

Destino manifiesto

Las siguientes historias describen personas que crearon el cáncer en sus vidas. La primera es de un hombre que durante años fue a donde un destacado oncólogo. Nunca hubo nada mal en él, pero estaba convencido que tenía cáncer. Finalmente, fue examinado de nuevo y los resultados fueron positivos. En su mente estaba seguro de tener cáncer, así que su cuerpo manifestó el pensamiento y la enfermedad se hizo realidad.

La otra historia es sobre una colega. Durante años, ella insistía que moriría de cáncer y, finalmente, desarrolló un tumor en el seno que fue diagnosticado como canceroso. Este es otro ejemplo de hacer realidad una enfermedad pensada.

Estas dos personas crearon sus propios escenarios negativos. Los pensamientos originales que tuvieron acerca de desarrollar cáncer, colocaron la base para su futuro estado de salud. Sin embargo, ya que por sí mismos habían concebido las situaciones, también podrían producir resultados positivos.

La percepción que tenemos de nuestra salud es otro factor. Si vemos los desafíos de salud como una forma en la que el cuerpo se comunica con nosotros, entonces afrontaremos la salud y las enfermedades con una perspectiva completamente diferente. Igualmente, si deseamos afirmar nuestras enfermedades, podemos hacerlo con mucho éxito.

Una de las frases más repetidas que oigo actualmente es, "el estrés está matándome". Esta afirmación tiene mucho poder, pues la mente interior está siendo condicionada a literalmente matar. Las enfermedades relacionadas con el estrés tienen el potencial para la fatalidad —la presión sanguínea alta puede conducir a una apoplejía, y enfermedades de las arterias coronarias pueden causar ataques al corazón—.

Piense en la frase pasiva, "siento que me estoy contagiando del resfriado de la tía Marta". En lugar de eso deberíamos decir, "sólo me contagio de cosas buenas; tengo buena salud". Esta es una afirmación positiva para la salud. Piense en los comentarios que han hecho los demás, ¿cuántas veces han establecido un escenario para el fracaso o las enfermedades?

Perro viejo, trucos nuevos

Para algunos de nosotros, es difícil cambiar viejos patrones de comportamiento y expresión verbal. En mi caso, constantemente estoy pensando en lo que digo y cómo lo hago. Aún me encuentro diciendo frases negativas, pero cambiar a lo positivo es parte de mi crecimiento, y lo acepto como tal.

El mayor desafío en mi crecimiento personal ha sido aceptar la total responsabilidad de mí misma, y saber que merezco todo el amor y la buena salud que el universo tiene para dar. Parte de esta aceptación no siempre ha sido muy confortable para mí, pero me ha convertido en una persona más libre y feliz.

Las siguientes son afirmaciones maravillosas para comenzar a alterar los patrones de pensamiento:

Soy el único responsable de mí mismo y mis acciones.

Soy una buena persona y merecedora de mi vida.

Mi corazón habla

En la siguiente historia, espero ilustrar cómo los conceptos precedentes crean bienestar para el cuerpo, la mente y el espíritu.

Antes que este proyecto fuera terminado atravesé por una época muy traumática en mi vida personal. Todo mi mundo, como lo conocía, estaba trastornado. Personas que amaba se alejaron de mi vida de una manera muy ingrata. Experimenté un gran crecimiento y aprendizaje durante ese tiempo, y tuve maravillosos amigos que estuvieron presentes para ayudarme. Experimenté un nuevo crecimiento personal y *pensé* que había liberado el dolor.

Lo que sucedió fue que me aislé emocionalmente de mí misma y los demás. Después de un par de meses, desarrollé una grave congestión en el pecho. Sabiendo que las enfermedades no son parte de mi realidad, busqué la razón por la cual había manifestado este desafío en particular. Me enfoqué en el centro de mi pecho, no en mis pulmones. Finalmente me di cuenta que era mi corazón —mi parte emocional— lo que necesitaba curación. Tan pronto como pude, hice una meditación profunda, me envié amor a mí misma, y abrí de nuevo el área de mi corazón.

Reconocí que el pasado no tenía nada que ver con el amor por mí misma y, sin importar lo que suceda, soy una buena persona merecedora de mi amor. De inmediato me sentí mejor y, en menos de una hora, las secreciones que estaba expulsando se tornaron de verdes a claras. Uno de los más importantes sistemas del cuerpo es el inmunológico, y el timo representa todo ese sistema que yace en la misma área del corazón. Sintiéndome mal conmigo misma estaba perjudicando la función de dicha glándula.

Para mí, este incidente refuerza más el valor del amor por uno mismo y la importancia de mantener nuestro corazón abierto y amoroso. La maravillosa energía que rodea el corazón es suficientemente poderosa para estimular el sistema inmunológico y hacerlo funcionar apropiadamente. Tengo un pequeño ejercicio que me ayuda a recordar que me debo amar a mí misma. Todos los días me miro profundamente a los ojos frente al espejo, y digo:

Soy feliz, estoy sana, y te amo.

3

El arte de la meditación

UNO DE LOS primeros pasos para aprender el arte de la meditación es averiguar cómo relajarse, y quiero decir *realmente* relajarse. Debe hacerlo hasta el punto de no preocuparse por los aspectos físicos de su cuerpo. Haciendo esto, su atención se trasladará de lo mundano tridimensional a unas facetas mentales y espirituales superiores de su ser.

Durante mis años como enfermera pude ayudar a algunos de mis pacientes a aliviar su dolor a través de la relajación y ejercicios respiratorios. Fue un gran esfuerzo conseguir que cada paciente lo lograra, pero valió la pena.

Aprender una nueva habilidad

Es importante aprender nuevas habilidades en una atmósfera tranquila, donde efectivamente pueda concentrarse. El ruido y las interrupciones lo distraerán. Además, una época de crisis no es el tiempo para empezar a aprender el arte de la autocuración. La distracción del dolor o el malestar nunca conduce al aprendizaje.

Un buen tiempo

Escoja una hora que sea conveniente para su sesión. Si puede, elija el mismo tiempo y lugar cada día para hacer el ejercicio. Yo encuentro apropiada la noche, después que se ha realizado las tareas diarias y el resto de la familia está descansando. Sin embargo, usted puede hacerlo en las primeras horas de la mañana por su tranquilidad. Cuando haya elegido una hora, sea constante. Este es el comienzo de una nueva autodisciplina que guiará y moldeará su vida en una forma más feliz y saludable.

Establezca el hábito de la relajación y meditación diaria. Pronto encontrará que esto es útil en todos los aspectos de su existencia, trayendo una nueva calidad de vida. Mientras la meditación en la mañana mejorará todo su día, en la noche le ayudará a tener un mejor descanso nocturno.

Un buen lugar

Escoger el lugar adecuado para meditar y relajarse también es importante. Yo he encontrado una parte tranquila de la casa en cada sitio que he vivido. Muchas personas usan una cama o un sofá cómodo. Recuerde, este es su espacio, es inherentemente especial.

Ser constante con la hora y el espacio le dará una continua sensación de familiaridad. Con la práctica, le será más fácil incorporar en su vida este "tiempo solitario". Pronto lo sentirá tan cómodo y valioso, que siempre esperará ansioso cada sesión. Primero, debe decirle claramente a todos que no puede ser interrumpido cuando esté meditando. No debe haber preguntas, llamadas telefónicas ni visitas. Este es su tiempo, y los demás deben respetarlo.

También necesita honrarse a sí mismo para crear ese especial espacio en el tiempo. La meditación pronto resultará tan fácil, que podrá practicar sus nuevas técnicas en cualquier momento del día o la noche, o en cualquier lugar.

Notas musicales

Durante su tiempo de relajación y meditación, tal vez quiera escuchar música apropiada. Encuentro que la música clásica o de la Nueva Era funciona bien para mí y otras personas. Sin embargo, de acuerdo a mi experiencia considero que el silencio total es usualmente mejor para principiantes que están aprendiendo a concentrarse en la relajación.

¿Puedo tener su atención?

Siempre se nos ha dicho que seamos activos y no desperdiciemos ningún momento. Incluso cuando estamos relajándonos, el cerebro está trabajando a un ritmo muy activo. Estamos leyendo o llenándolo con imágenes como las del cine y la televisión. Nuestro mayor problema es aprender a desviar el estímulo, o al menos retardarlo, de tal forma que podamos concentrarnos en una cosa durante una cierta longitud de tiempo.

Después que haya dominado la técnica de relajación del cuerpo (mencionada posteriormente en este capítulo), podría ser beneficioso usar velas mientras aprende el arte de la concentración. Antes de iniciar el ejercicio de relajación, recuerde que como adulto su cerebro ha tenido mucho condicionamiento para ser activo.

Para que éste sea un ejercicio positivo, y no uno destinado al fracaso, le sugiero que tenga paciencia durante su proceso de aprendizaje. Su mente tratará de desviarse de su enfoque deseado y esto es normal. Muy calmadamente llévela al punto de concentración en que estaba antes de empezar a divagar. No se regañe a sí mismo. Esta es una nueva habilidad que está asimilando, como caminar o conducir un auto. Trátese a sí mismo con amabilidad y amor. Pronto encontrará que con práctica constante, su mente permanecerá enfocada durante más largos períodos de tiempo.

Tome un respiro

Respirar es muy importante en el proceso de relajación. Las siguientes técnicas de respiración son fáciles de aprender y pueden ser combinadas con cualquier ejercicio de relajación.

- Tome unas cuantas respiraciones profundas y relajantes a través de su nariz. Experimente la sensación de amor y visualice luz blanca entrando a su cuerpo. Exhale por su boca, sintiendo que el estrés y la tensión fluyen fuera de su cuerpo con cada exhalación. Haga al menos tres de estas respiraciones y sienta que su cuerpo se relaja con cada una.

El siguiente ejercicio de respiración es muy fácil de aprender, y puede ser hecho en cualquier momento y lugar.

- Mientras toma una respiración, cuente hasta tres, y sosténgala a la cuenta de tres. Luego exhale y sostenga de nuevo su respiración de la misma forma. Mientras se relaja, encontrará más largo el conteo de tres. (Este ejercicio también es muy bueno para eliminar el hipo).

Ejercicio de relajación

Hoy día se promueven muchos ejercicios de relajación. El primer método presentado aquí lo he usado durante años. Es fácil de aprender y desarrollar. El ejercicio es tan sencillo y rápido, que tiendo a usarlo cuando me encuentro en una situación estresante. Me ayuda a relajar rápidamente mis músculos y me da tiempo para concentrarme y reagrupar mis ideas.

Esta técnica, junto con los ejercicios de respiración, será la base para todas sus aplicaciones mentales. Una vez que aprenda a concentrar y relajar las partes exteriores del cuerpo, el resto es fácil.

- Comience concentrando su atención en los dedos de los pies. Sienta cómo se vuelven pesados y flojos. Siga sintiendo la pesadez hasta que estén completamente relajados. Puede incluso sentirlos moverse mientras los músculos se tornan flácidos y blandos.

- Ahora, dirija su concentración a los pies y tobillos. Sienta la misma relajación en esa área.

- Ascienda cada vez más por su cuerpo. Después de los pies y tobillos, diríjase a las pantorrillas y rodillas.

- Luego, muévase al muslo y el área de la cadera.

- Ahora, relaje las nalgas y el abdomen inferior.

- Concéntrese en la espalda, relajando ambos lados a la vez hasta llegar a la base del cuello.

- Su siguiente área de relajación es su abdomen medio y el pecho.

- Diríjase a los dedos de la mano y relájelos. Trabaje su mano y el área de la muñeca, luego concéntrese separadamente en las áreas inferior y superior de los brazos.

- Relaje los hombros en toda su extensión. Ahora ha hecho un circuito completo de su cuerpo.

- Concéntrese en los músculos del cuello cuidadosamente, ya que esta es una de las primeras áreas con tensión que se manifiesta. Trabaje la parte trasera de la cabeza, siguiendo la curva hasta el frente.

- Ahora, relaje los músculos de la frente y los oculares. Luego siguen las mejillas, y después los músculos circulares alrededor de la boca.

Si aún está despierto en este punto, sentirá una maravillosa sensación de relajación. Si encuentra su mente divagando, o partes de su cuerpo tensionadas, tome una respiración profunda y relajante, y suavemente finalice la sesión. Entre más haga este ejercicio, más rápido se dará cuenta que la relajación de los músculos toma cada vez menos tiempo. Además, mientras esté haciendo su viaje por el cuerpo, recuerde mantener relajadas las partes precedentes. A medida que mejora su concentración, esto no será un problema.

Este ejercicio es importante no sólo para propósitos de relajación, sino también como una base para el control aislado del cuerpo que aprenderá posteriormente. Practíquelo hasta que pueda relajar totalmente el cuerpo en cinco segundos. No puedo decirle cuánto tiempo le tomará lograrlo, pues es algo muy individual. Algunas personas parecen aprender más rápido que otras porque están más motivadas por sus circunstancias personales.

Alineamiento

Antes de seguir, creo que debería definir bien qué es *alineamiento*. El cuerpo está conformado por centros de energía. Estos centros, llamados chakras por mucha gente, se extienden en línea recta desde la coronilla de la cabeza hasta la base de la columna vertebral. Un alineamiento de estos chakras usualmente nivela todo el cuerpo, incluyendo la esencia del ser, la mente y el espíritu. Con este alineamiento usted puede estar calmado y pensar clara y racionalmente. También sirve como un tipo de conexión con la energía sólida de la madre tierra, e involucra una concentración de sus energías mentales. Para muchos propósitos, los términos alineamiento y concentración pueden ser usados intercambiablemente.

Procederé a explicar algunos de los más simples ejercicios de alineamiento. Después de que domine estas técnicas, podrá experimentar lo que quiera, sabiendo que está atado sólo por sus pensamientos auto-limitantes. Sin embargo, con la práctica, ellos pronto serán reemplazados con la maravilla de una mente sin límites.

Concentrarse

El siguiente ejercicio tiene dos propósitos: el primero es aprender a controlar una parte del cuerpo, y el segundo es aprender la concentración enfocada —una buena técnica para dominar el dolor—. Una de las claves importantes para el control del dolor es romper el ciclo de flujo sanguíneo restringido. Entre más tensos están los músculos, más restringido es el flujo de sangre, y de este modo entra menos oxígeno a los tejidos y es mayor el dolor.

Comencemos aprendiendo la concentración enfocada en una parte del cuerpo. La mano es apropiada para iniciar, así que elija una. Mejor aun si la mano tiene un anillo.

• Adopte una posición cómoda, donde pueda tener una buena visión de su mano.

• Concéntrese en su mano y cada aspecto de ella. Observe cada pulgada de piel, línea o arruga; mire las uñas y cómo están formadas; note el color de su piel y las uñas. Si lleva puesto un anillo, vea cada detalle de él.

• Trate de sostener la concentración todo el tiempo que pueda.

- Haga esto todos los días, aumentando el tiempo de concentración con cada meditación. Una vez que pueda mantenerse concentrado durante tres minutos, empiece a enfocarse en los músculos de la mano y relájelos hasta el punto que no los sienta.

Poder mental

Puede usar este ejercicio para control del dolor en dos formas: enfocarse en la mano hasta el punto en que todo su ser esté en ella y no sienta nada en el resto del cuerpo o, puede visualizar que no la tiene —totalmente entumecida sin sensación alguna—.

Conozco una mujer que empleó esta técnica cuando tuvo una gran cortadura en un brazo que le fue suturada. Le tomó un tiempo convencer al doctor que no necesitaba anestesia, y finalmente estuvo de acuerdo. No sintió dolor y se recuperó mucho más rápido que lo normal. Muchas veces la introducción de un químico extraño en nuestro cuerpo, por ejemplo un anestésico, retarda los procesos curativos naturales.

Practique en otras partes de su cuerpo. Haga de esto una prioridad en su vida. Si dice, "no puedo hacerlo", es debido a que ha elegido no sacar el tiempo y la energía necesaria para aprender. No creo en los "no puedo", sólo en los "no quiero". A veces no estamos listos para aprender nuevas cosas en la vida, y eso está bien; sólo sea consciente que esa fue su elección en el momento, no que no puede hacerlo.

Usted puede hacer todo lo que se proponga.

La negatividad y el plexo solar

El área del plexo solar contiene las emociones y gran parte de nuestra negatividad. Desafortunadamente, la negatividad parece ser una de las experiencias que muchas personas padecen diariamente en el agitado mundo moderno. Creamos estrés personal o estamos expuestos a él por culpa de quienes nos rodean. Tengo un ejercicio que uso para liberarme de mi propia negatividad. Un método asiático diseñado para reducción de peso que primero utilicé para dicho propósito. Después de aproximadamente un mes, me di cuenta lo que el ejercicio estaba haciendo en mi cuerpo y cómo podía ser adaptado en algo muy positivo en mi vida.

· Empiece acostándose de espaldas de tal forma que la columna vertebral quede derecha. Esto es muy importante porque se mantienen alineados los niveles de energía en el cuerpo. Ahora comience con su mano derecha sobre el área del plexo solar (justo arriba del ombligo). Frote la piel en el sentido de las manecillas del reloj en un creciente movimiento espiral hasta que cubra la mayor parte del tronco.

· Mientras hace el movimiento espiral, visualice una abertura en el área que se está haciendo más grande a medida que frota, y una hermosa luz blanca fluyendo en ella. Esta luz entra y circula por todo el cuerpo, inundando todos sus órganos, huesos y músculos. Se extiende hasta las piernas, los brazos, y luego hacia la cabeza.

En el momento que esté en el borde de su espiral, se verá a sí mismo como un cuerpo lleno de luz blanca brillante.

· Ahora empiece el movimiento espiral inverso hacia el área del plexo solar en dirección contraria a las manecillas del reloj. Mientras hace este movimiento, piense en todas las cosas negativas de su vida —tales como envidia, ira, frustración, resentimientos o intolerancia— y concéntrese en los sentimientos que desea eliminar. Vea su negatividad fluyendo a través de su tracto intestinal, fuera de su cuerpo, y al final desechándose en el sanitario.

Todo este proceso toma sólo de dos a cuatro minutos, y yo lo hago antes de pararme de la cama en la mañana y antes de acostarme en la noche. Haciendo esto, encuentro que tengo un sueño tranquilo, y despierto con más energía y mejor actitud.

Otro beneficio es que estoy perdiendo peso. Sé que esto tiene que ver con mi mejorada auto-imagen. Este aspecto está asociado con la ganancia de peso, pues es la manera como nos vemos a nosotros mismos. Además, ¿qué mejor forma para escondernos del mundo y los demás? Cuando mejoramos la auto-imagen y la auto-estima, ya no hacemos cosas que aumentan nuestro tamaño, y podemos invertir acciones negativas tales como comer en exceso y evitar el ejercicio.

Usted puede hacer todas las dietas del mundo, pero ninguna será permanentemente exitosa si no resuelve los asuntos relacionados con la valoración personal. Después de todo, estos asuntos son la razón por las que inicialmente aumentó de peso. Recuerde que también es de ayuda que se visualice delgado. Ya que creamos nuestra propia realidad, podemos volvernos delgados sin métodos dietéticos comerciales.

Reuniendo todo

Cuando tenía quince años, me diagnosticaron colon espástico. Era algo muy doloroso. La enfermedad puede involucrar cualquier parte del sistema digestivo, desde el esófago hasta el área rectal, y usualmente hay diarrea o estreñimiento. Para darle una analogía, es como tener un calambre en el estómago.

El colon espástico es usualmente una manifestación física del estrés. La persona toma los problemas que no está tratando en un nivel mental y los traslada al abdomen. Durante muchos años sufrí intermitentemente este trastorno, principalmente en períodos estresantes de mi vida. Los doctores me daban todo tipo de medicamentos, incluyendo tranquilizantes. Pronto empecé a tener reacciones a las drogas, y finalmente llegué a la conclusión que debía hacer algo por mí misma para aliviar el problema.

Conocía la técnica de la relajación desde la infancia (mi madre me enseñó), así que hice una relajación aislada en mi colon inferior. Cuando sentía que se iniciaban los espasmos, me relajaba y concentraba en el colon transverso (la parte que atraviesa el abdomen inferior), donde se localizaba el dolor. Relajaba conscientemente esa parte de mi cuerpo y veía el colon desatando sus nudos. Visualizaba los músculos sin espasmos y relajándose en fibras rectas y suaves. Veía las áreas rojas inflamadas volver a su color rosado natural, y todo el colon sano y normal. Al mismo tiempo, hacía un esfuerzo concentrado para estar en control. Al comienzo me tomaba varios minutos invertir todos los espasmos y el dolor. Posteriormente sólo gastaba unos pocos segundos para empezar la curación y el ataque del colon se abortaba solo.

Usé tres ejercicios para la curación anterior: concentración enfocada sobre los músculos del colon, una relajación para estos músculos, y una visualización usando mi imaginación y color para los tejidos individuales.

Póngase en camino

Al saber cómo relajarse, usted ha dado un gran paso en su curación personal. Conociendo el control que tiene sobre su propio cuerpo, esta técnica le abrirá nuevos mundos. Espero que esta oportunidad positiva lo motive a avanzar constantemente y aprender muchas otras cosas que enriquecerán aun más su vida.

Cuando aceptamos el hecho que todos compartimos el mismo espacio y dejamos que cada uno sea lo que es, entonces realmente nos hemos desarrollado en un mundo superior de vida y entendimiento.

4

....

Cómo usar la meditación

UNA DE LAS preguntas más frecuentes es, "¿cómo medito?". Primero que todo, la meditación es una experiencia muy individual. Su meditación es realmente lo que usted quiere que sea. Puede usarla para relajación, aprender a concentrarse, curación, reunir información, o sólo como un tiempo de tranquilidad. Las meditaciones presentadas más adelante incorporan algunas de estas aplicaciones. Puede usar estas meditaciones guiadas u otras similares a ellas, o podría escuchar música. A veces es maravilloso enfocarse en melodías musicales. Las posibilidades son ilimitadas; le sugiero que use su imaginación.

Otra pregunta común es, "¿qué ha de suceder en la meditación?". Ese es uno de los maravillosos aspectos de la meditación —nunca se sabe lo que va a ocurrir—. No debe esperar nada en particular, sólo fluir con el ejercicio. Cuando usted se abre a las energías y el conocimiento del universo, se hace receptivo a todo lo bueno y abundante que el mundo ofrece. Es un tiempo para experimentar y disfrutar.

Hay unas meditaciones que me gusta usar. Usted puede memorizarlas, usarlas en meditación colectiva, o grabarlas y escucharlas mientras se acuesta y relaja. Si va a utilizar cassette, recomiendo dos formas de hacerlo:

1. Grabe la meditación como está escrita, luego sígala con música relajante. Yo prefiero un cassette de noventa minutos en una grabadora de auto-retroceso; no hace tanto ruido mientras devuelve y la meditación es larga y relajante.

2. Grabe la meditación como está escrita, luego sígala en silencio.

Si utiliza la meditación para propósitos curativos, una buena forma de que entre en la mente subconsciente es hacer una grabación y escucharla al menos dos veces al día. Es favorable que la haga usted mismo, pues responderá más rápidamente a su propia voz que a la de otra persona.

Ya que la meditación puede ser un tiempo de propósito además de relajación, debe decidir lo que desea conseguir antes de entrar profundamente en el ejercicio. Esto le indica a su mente por adelantado lo que usted quiere hacer.

Antes de empezar su relajación, decida si quiere sólo experimentar, hacer alguna curación en usted mismo o alguien más, o si tiene preguntas que han de ser respondidas o problemas por solucionar. Sin embargo, sea simple, pues un exceso de preguntas o problemas afecta totalmente el propósito de la meditación. Si hace preguntas, recuerde que muchas veces meditar es como soñar, así que las respuestas pueden necesitar interpretación posteriormente.

Cuando salga de una meditación, es bueno que mantenga lápiz y papel a la mano para que pueda poner por escrito todo antes que se le olvide. Si las respuestas no tienen sentido, con el tiempo lo tendrán. Tenga paciencia; recuerde, esta información sale de su mente. Si se queda dormido, no se preocupe; su cuerpo probablemente necesitaba el descanso. Si hizo preguntas, encontrará que dentro de unos días las respuestas se harán evidentes. Por encima de todo, relájese, tenga fe, y crea en sí mismo. Las siguientes son las meditaciones.

Flor de loto

Véase como una hermosa flor de loto, desdoblando pétalo por pétalo para revelar un glorioso centro dorado. Sienta la suavidad de los pétalos mientras se abren uno tras otro. Huela la agradable y fresca fragancia mientras la brisa nocturna roza los pétalos. Siéntase usted mismo desdoblándose y abriéndose, pétalo por pétalo. Sienta un fresco despertar y emoción mientras cada pétalo se abre a la luz de la Luna llena. Perciba una nueva conciencia de sus sentidos mientras lo rodean la luz, el aroma y la suavidad. Usted se ha convertido en la flor de loto. Ahora vea un rayo de luz dorada y brillante emergiendo del centro de la flor. Pasa a través del centro de su ser y continúa hasta el cielo nocturno lejos de la tierra. Usted puede observar el pacífico planeta durmiente con sus masas verdes y azules cubiertas por nubes arremolinadas.

Pradera con colores

Esta meditación puede ser hecha usando una variedad de colores. Yo he empleado azul para el amor. Usted puede asignar el rosado para paz, verde para curación, amarillo para conciencia y aprendizaje interior, naranja para sabiduría, o violeta para dirección. Puede usar cualquier color o combinación —lo que le funcione—.

Se encuentra en una hermosa pradera. Hay un claro cielo azul. La hierba es verde y huele a frescura. Los árboles que lo rodean son de color verde esmeralda. Hay un pequeño arroyo en la distancia. Puede oírlo avanzar sobre las rocas. Usted camina hacia él y mete su mano en el agua. Se siente frío y la humedad es como seda en su mano. Una suave brisa está soplando y usted está lleno de una sensación de amor y paz.

Se encuentra acostado de espaldas sobre la suave hierba y deja que una sensación de amor circule a su alrededor como un suave torbellino, que lentamente lo eleva de la tierra hacia el interminable cielo azul. El azul del cielo se hace cada vez más profundo mientras usted flota más alto.

Ahora se encuentra en un espacio que está arremolinándose en matices de azul siempre cambiantes. Las vibraciones giratorias del color azul apoyan su cuerpo y lo envuelven en una maravillosa sensación de amor. Mientras permite que su cuerpo se sumerja en este sentimiento, deje que su mente entre al silencio y experimente lo que está ahí para usted.

El espiral vivo

Véase flotando fuera de su cuerpo hacia y a través del techo en el cielo nocturno. Mire alrededor en la parte superior de su casa; vea las calles y todas las luces mientras flota cada vez más alto hacia las estrellas. Ahora observe la tierra como una bola brillante suspendida en el espacio. Usted asciende cada vez más en el infinito universo.

Finalmente, ve un cristal brillante frente a usted, el cual se mueve en espiral emitiendo todos los colores del arco iris. Es atraído hacia este cristal y, mientras se acerca, las luces y colores arremolinados se hacen más grandes y brillantes que cualquier cosa que haya visto. El espiral gira hacia afuera moviéndose constantemente. Mientras lo hace, los cristales y colores continúan moviéndose y cambiando.

Ahora se convierte en parte del espiral, con luces y colores que constantemente giran a su alrededor. Observa que el espiral gira hacia adentro y hacia afuera. Es un movimiento interminable de color y energía, y usted es parte de ese hermoso espiral. Mientras siente y ve esto se relaja totalmente; libera todos los pensamientos e inhibiciones, y forma una unidad con el espiral.

Es un lugar especial que es suyo. Aquí puede hacer todo lo que quiera: correr, saltar, reír y divertirse. También puede curarse y pedir que las preguntas sean respondidas, o simplemente dejar que todo fluya. Ahora, entre al silencio.

La meditación curadora

Usted avanza por un camino polvoriento. Hay árboles altos a cada lado. Está finalizando un hermoso día de verano. Los rayos del Sol esparcen un cálido brillo dorado sobre el camino, los árboles, la hierba y todo lo que se encuentra a su alrededor. El cielo resplandece con matices de azul, rosado, naranja y púrpura, ofreciendo la más hermosa puesta del Sol que haya visto.

Ahora siente paz, consigo mismo y todo a su alrededor. Tiene una maravillosa sensación de unidad con el universo. Parado sobre el camino, se siente invadido por paz y amor mientras los dorados rayos solares bañan su cuerpo.

Observa en el camino a una persona que se le acerca y usa un manto de color azul de añil. Puede sentir el calor y amor que emana esta persona mientras se acerca. Se trata de alguien que lo ama mucho, y le trae no sólo amor incondicional, sino también un enorme poder curativo. Esta persona camina hacia usted, y los dos se miran a los ojos. Luego lo envuelve en el manto azul y le da un cálido abrazo.

Mientras está envuelto por el profundo, cálido y maravilloso color azul, siente que las energías curativas tocan cada fibra de su ser. Su mente, cuerpo y espíritu son liberados de todas las vibraciones negativas. Ahora está íntegro y completamente curado de cualquier enfermedad física o mental que se haya manifestado. Ahora, entre en silencio y tenga la seguridad que cuando retorne habrá ocurrido la curación y se sentirá íntegro.

Un comienzo

Estas meditaciones fueron concebidas con amor y la esperanza de que le darán la paz y curación que me han traído a mí. Pueden llevarlo a un mundo donde usted es el único creador de su realidad. Que sus creaciones se manifiesten en su mundo tridimensional y esté lleno de paz y amor.

5

Visualizar para curar

PARA MÍ LA visualización es la última herramienta en el proceso curativo. Con ella la fuerza interior y el conocimiento pueden tomar posesión del cuerpo. Ya que los pensamientos son hechos, el cuerpo sigue sus formas. Los más poderosos pensamientos son los visuales. Ahora sabemos con seguridad que podemos causar enfermedades en nuestro cuerpo. Sabemos que con el estrés originamos problemas tales como presión sanguínea alta, enfermedades del corazón y ataques cardiacos, úlceras y otros trastornos. Si somos conscientes que podemos causar estas enfermedades, también debemos saber que somos capaces de deshacerlas y dejar el cuerpo otra vez saludable. Hay muchas herramientas para la salud, y la visualización es una de ellas.

La visualización no es algo nuevo

La visualización no es un concepto nuevo. Hay muchos libros y artículos sobre visualización creativa, y las personas la han usado durante años para reestructurar sus vidas. También ha sido empleada en la profesión médica tradicional, y hay artículos en algunas de las revistas de mujeres, que describen el uso de la visualización para propósitos curativos.

Las clínicas Simonton en Texas están utilizándola como parte de su protocolo al tratar el cáncer, y el M.D. Anderson Hospital en Houston está empleando visualización con el *PacMan* en niños que padecen leucemia. En la pantalla del televisor los niños ven cómo las células buenas se engullen las cancerosas.

Aunque la visualización es una herramienta maravillosa, no es mágica. Como cualquier método curativo que escoja usar, debe estar motivado y creer realmente en sí mismo y sus capacidades.

Reconozca el poder para curarse a sí mismo y acéptelo.

Mente sobre la materia

Estudios hechos en los National Institutes of Health en Washington, D.C., y la Universidad de Rochester en Nueva York, muestran que el cerebro también produce muchas de las hormonas creadas por el sistema inmunológico. Las investigaciones indican que estas hormonas pueden interactuar, formando lo que es llamado una interacción cerebro-sistema inmunológico. Esto también indica que el cerebro (la mente) sí tiene un efecto sobre el cuerpo, por lo tanto somos los únicos que tenemos control sobre nuestra mente y salud.

Como las aspirinas

A continuación explicaré la teoría de cómo la visualización actúa en el cuerpo. Primero, un poco de información básica. El cerebro puede producir todos los químicos necesarios para la curación del cuerpo. La ciencia ha probado que nuestro cuerpo hace sustancias químicas muy semejantes a las artificiales. Algunas de estas sustancias internas imitan químicos fabricados por el hombre como el Valium y los calmantes. Dos de los químicos más conocidos producidos por el cerebro son las endorfinas y las encefalinas —sustancias creadas para controlar el dolor—.

No todos los químicos del cuerpo son producidos en el cerebro. Algunos son estimulados por él pero realmente se crean en otras partes del cuerpo. Un grupo de estos químicos se conoce como los vasoconstrictores, que tienen la capacidad de encoger los vasos sanguíneos. La constricción depende del volumen y el tipo de químicos producidos. El acto de encogimiento del vaso puede ser tan severo como cerrar un gran vaso en un miembro del cuerpo (esto sucede a veces a personas que pierden miembros en accidentes pero no sangran hasta la muerte), o puede ser tan leve como un aumento transitorio en la presión sanguínea, que sucede muchas veces cuando nos enojamos.

Estos químicos corporales son parte del sistema de seguridad interno diseñado para mantenernos en equilibrio. Sin embargo, a veces las cosas se desbalancean y secretamos muy poco o demasiado de los beneficiosos químicos. Un ejemplo de esto es la hipertensión, comúnmente conocida como presión sanguínea alta. A menudo ocurre por un encogimiento sostenido de los vasos sanguíneos durante un largo período de tiempo, lo cual origina un aumento en la presión que no está en equilibrio con el cuerpo. Ahora hay estudios que confirman que un porcentaje de anginas y ataques al corazón son causados por la constricción de vasos sanguíneos coronarios y no por obstrucción. Nuestro cerebro sabe cuándo producir estos químicos, así que no es magia; es algo que usted puede hacer y controlar a nivel consciente o subconsciente.

El sistema inmunológico: ¡nuestro héroe!

El sistema inmunológico es la parte del cuerpo que nos ayuda a defendernos de enfermedades causadas por influencias externas tales como bacterias y virus. Básicamente produce los anticuerpos para luchar contra los antígenos. Estos últimos no siempre son las toxinas de bacterias y virus; también pueden encontrarse en la sangre, plantas, medicinas, o cualquier forma química que podamos ingerir a través de la boca, la nariz o la piel.

La reacción del sistema inmunológico puede ser tan leve como un ligero salpullido en la piel, o tan severa como un shock anafiláctico, que puede ser fatal. Lo que estoy tratando de decir es que el sistema inmunológico es muy poderoso. Uno de los argumentos que más oigo por parte de los médicos es que "las enfermedades son causadas por bacterias y virus". Y yo respondo a esto preguntando, ¿por qué hemos de creer tanto en los gérmenes y no en nuestro propio sistema inmunológico?

Inmunidad natural

El sistema inmunológico funciona en diversas y complicadas formas. Para hacer que actúe en usted, necesita una idea general de lo que sucede. Tenemos diferentes tipos de inmunidades, y una es la natural. Es una inmunidad otorgada al nacer, la cual escogemos en un nivel subconsciente. Un buen ejemplo es observado en las personas que fuman pero no son afectadas físicamente por dicha práctica.

Hay gente que fuma durante años sin mostrar evidencia de daño pulmonar ni desarrollar cáncer. ¿Por qué? Tal vez en algún nivel de su conciencia se rehúsan a aceptar un daño en sus pulmones. Con esa negativa, el cerebro puede fabricar anticuerpos que los protegen de los destructivos efectos del cigarrillo. Si esto es cierto, y creo que lo es, podemos conscientemente hacer que nuestro cerebro elabore estos químicos protectores.

También tenemos una inmunidad adquirida, la cual toma lugar cuando el cuerpo es invadido por un microorganismo y crea anticuerpos para destruir el invasor. Luego el cuerpo recuerda cómo era ese organismo y de qué forma luchar exitosamente contra él. Un buen ejemplo de esto es la varicela —es muy raro padecerla más de una vez—.

"Ver" para creer

Hay dos maravillosas herramientas para mantener un sistema inmunológico sano, y han sido usadas con éxito por mí y otras personas. Son las afirmaciones y la visualización. En esta sección discutiremos la visualización.

Esta es una corta explicación de la teoría de la visualización: cuando observamos un objeto, no lo "vemos" con nuestros ojos, sino con el centro visual del cerebro. Este centro óptico, o corteza visual, es el extremo receptor de impulsos eléctricos. Los impulsos son iniciados por los diferentes tipos de receptores en el ojo e interpretados como imágenes en el cerebro. Hay partes de éste que no conocen la diferencia entre ver un objeto con los ojos y crearlo en el centro visual. La interpretación del mensaje toma lugar dentro de las mismas células.

Si el cerebro ve una parte del cuerpo curada e intacta,
y el sistema de creencia de la mente es fuerte,
el cerebro puede generar los químicos necesarios
y los procesos requeridos para esa curación.

Es importante recordar que realmente se deben "visualizar" las cosas. Tenga en cuenta que la parte poderosa de nuestra mente es objetiva y funciona mejor cuando no está cargada de emociones, sentimientos, o pensamientos limitados tridimensionalmente. Experimentos con telepatía mental han demostrado que los más fuertes mensajes recibidos por el cerebro son visuales. Para obtener una mejor conexión curativa con su mente, use imágenes no complicadas. Como he dicho antes:

Los pensamientos son hechos.

Los pensamientos visuales son las más fuertes manifestaciones. Lo que visualizamos es lo que podemos hacer realidad en la vida. Todo lo que nos rodea, hecho por el hombre, fue originalmente la visualización o el sueño de alguien. Si usted visualiza con una imaginación ilimitada, el suyo es un mundo de felicidad, salud y amor ilimitados. El día que deje de decir y creer que no puede hacer ciertas cosas, o que es imposible, es el día en que será realmente libre.

Yo uso el proceso de visualización hasta en la escritura de este libro. Lo visualizo llegando y ayudando a muchas personas, teniendo éxito en su propósito, y estando disponible alrededor del mundo en muchos idiomas. Si ahora está leyendo estas páginas, sabrá que mi visualización surtió efecto.

La visualización es probablemente uno de los métodos curativos más fáciles de aprender. Involucra poca energía mental, algo de imaginación, autodisciplina, e inicialmente tiempo de tranquilidad para dominar la técnica básica.

Una experiencia en la cocina

Para darle inspiración y motivación relataré una corta historia de mi propio uso de la visualización como herramienta curativa. Una noche estaba asando pollo en el horno. Usando un portaollas, removí el termómetro del horno, el cual indicó una temperatura de 500 grados. Descargué el termómetro sin pensar en lo que estaba haciendo, y luego lo tomé de nuevo con mi mano descubierta. Obviamente, me quemé las yemas de los dedos.

Inmediatamente apliqué agua helada para enfriar los tejidos, luego usé la concentración enfocada y visualicé una luz blanca curativa alrededor de mis dedos. Imaginé que el tejido estaba normal y sano. En dos horas, el dolor había desaparecido, y al levantarme la mañana siguiente los dedos estaban totalmente curados. No había rastro de ampollas o tejido rojo. Uso mucho mis colores y la visualización —no sólo me han liberado de dolores y malestares, también me han ahorrado dinero de gastos médicos—. Sin embargo, tenga en cuenta que yo soy una profesional de la salud experimentada, y me siento confiada utilizando este método para curarme. Si usted no está capacitado, le aconsejo que acuda a la persona apropiada para lograr el mejor tratamiento posible.

Muchas personas me dicen que debo tener un poder o don especial para realizar estas hazañas. Lo único que marca la diferencia es que creo en mí misma y mi capacidad de curación, y dejé de usar la expresión "no puedo".

Permanezca en contacto

Usted es el mejor y más efectivo curador que conoce. Es quien está más en contacto con su mente y cuerpo, y experimenta todos los síntomas subjetivos de las sensaciones. En esta categoría se encuentran sensaciones como la percepción del dolor (muy particular en cada persona), miedo, ansiedad, tensión, irritabilidad, náuseas, debilidad y fatiga. Usted puede sentir cuándo está bien o enfermo. Son experiencias reales para la persona que las tiene, pero no pueden ser medidas en una escala tridimensional. Sólo el individuo conoce la intensidad del dolor o malestar y es el único que sabe cuándo se está resolviendo el problema y siente mejoría. Muchas veces, puede incluso saber la causa del malestar pero no quiere admitirlo. Una de las primeras preguntas que hago a mis pacientes es, "¿qué está pasando actualmente en su vida?".

Empiece a ver

La meditación es el mejor punto de partida para empezar a trabajar con la visualización curativa. Le será más fácil concentrarse y enfocarse en lo que quiere realizar. Una vez que empiece a creer en sí mismo y se sienta bien con la técnica, se encontrará usándola con mucha frecuencia. La visualización será parte de su rutina diaria, y sentirá que la ha hecho toda su vida.

Sintonícese

Para usar la visualización con propósitos curativos, es necesario combinar gran imaginación con una buena capacidad para escuchar. Lo que usted va a "escuchar" es su cuerpo. Si ponemos atención, el cuerpo siempre nos dejará ser los primeros en saber lo que sucede dentro de nosotros. Recuerde que su mente se comunica mejor con imágenes, y esa es la manera en que su organismo le mostrará cualquier problema presente. Necesitará aprender a "ver" dentro de su cuerpo, lo cual requiere motivación y práctica.

El siguiente es un ejemplo de lo que el cuerpo puede mostrarle en su forma de comunicación: un malestar estomacal con indigestión podría aparecer como una pequeña hoguera ardiendo adentro; un hueso roto puede ser visto como vidrio hecho pedazos; y la neumonía podría ser representada como un par de pulmones flotando en agua. Todos tenemos señales en nuestra vida que crean ciertas escenas en la mente, y son ellas las que nos ayudan a comunicarnos con nuestra conciencia interior. Tal vez su señal para un hueso roto sea sólo la visión de una pequeña grieta, o podría "ver" la ruptura real en él. Entre más ilimitado sea su pensamiento, más fácil le será sintonizarse en el evento real.

Ahora depende de usted usar su imaginación para resolver el problema. Puede utilizar esas visualizaciones como grifos drenando agua de los pulmones, o empleando agua para apagar la hoguera en su estómago. Puede ser muy creativo o simple, usted decide. Su mente recibirá el mensaje y el cerebro se encargará de producir lo necesario para la curación física. Si durante la visualización remueve algo como un pedazo de vidrio o una astilla de madera, asegúrese mentalmente de depositarlo en una bolsa o bote para la basura; esto es parte de la liberación del problema y ayuda a reforzar la curación.

Una imagen ideal

Una visualización que tal vez usted desearía practicar todos los días es la de una salud perfecta. Imagine un cuerpo saludable. Véalo perfecto en todos los aspectos, sin enfermedades ni malos funcionamientos. Luego experimente la sensación de buena salud. Con esa visualización y sensación, ame a su cuerpo totalmente. Haga esto varias veces al día. Incluso podría adicionar la siguiente afirmación:

Estoy feliz y saludable.

Doble visión

Una de las más fáciles formas de visualización es la duplicación. Por ejemplo, si tiene una cortadura en el dedo índice de su mano derecha, coloque el índice de la izquierda cerca a él. Ahora tiene un dedo sano dónde mirar. Obsérvelo y visualice que el dedo herido luce igual de bien. Cada vez que piense en su dedo lesionado, véalo sano, completamente curado. Como ayuda adicional, visualice luz blanca brillante cubriendo el dedo. Pronto verá sus cortaduras y rasguños curándose en tiempo récord, y el dolor desaparecerá casi inmediatamente.

Curación de la vejiga

Dependiendo de lo que esté sucediendo en su cuerpo, hay diferentes formas para usar la visualización. Para ciertos desafíos, necesitará trabajar sobre la interconexión de algunos órganos y glándulas. Un buen ejemplo es una infección en la vejiga.

Encuentre un lugar tranquilo donde no será interrumpido. Relájese y concéntrese. Puede iniciar su proceso curativo desde la parte superior del cuerpo y luego bajar, o proceda en dirección contraria si lo desea. Para este ejemplo, comencemos en la parte inferior.

Inicialmente visualice la uretra bañada en una loción verde iridiscente. Mientras esta loción cubre los tejidos, alivia la sensación de ardor.

Ahora, vea la loción esparciéndose sobre las paredes internas de la vejiga. Sienta una cálida sensación curativa en la parte inferior de su cuerpo. El siguiente paso es ver rodeados por luz blanca los tubos que conectan la vejiga con los riñones. Esto es una limpieza y también ayuda a evitar que cualquier bacteria o inflamación pase a otra área.

Traslade la atención al centro de su pecho. Aquí se encuentra el timo. Vea una gran esfera de luz blanca en esta área. Sienta el calor de la luz. Cada vez que esté tratando infecciones de cualquier tipo, recuerde activar el timo con luz blanca. Esta glándula representa el sistema inmunológico y hay mucho poder curativo en esta parte del cuerpo. Regrese al área de la vejiga y vea el tejido curado. Envuélvase completamente en luz blanca y esté seguro que su curación ha ocurrido. Tal vez deba repetir este procedimiento tres o cuatro veces al día.

Durante el tiempo que no esté activamente visualizando, trate de no pensar en el problema. Puede ayudar al cuerpo en todo lo que pueda para su curación. Por ejemplo, es útil usar líquidos para lavar el sistema. He usado este procedimiento en mí misma con excelentes resultados.

El último método curativo que recomiendo para un problema de vejiga, también puede ser usado como prevención. Si tiene un trastorno de vejiga crónico, use el ejercicio anterior rutinariamente. En infecciones crónicas de este órgano puede haber acumulación de tejido cicatrizado en sus paredes interiores. A veces, el tejido cicatrizado perpetúa las inflamaciones. Esta visualización puede ayudar a eliminar dichos problemas. Si discutiera este asunto con su doctor, él podría decirle que todo esto es imposible de realizar. Pero, si yo puedo hacerlo, usted también tiene la solución a la mano.

Ficción en los senos óseos

Hay una visualización que uso para la congestión en los senos óseos de la cara. Primero, encuentre su espacio tranquilo y relaje todo el cuerpo. Concéntrese en relajar los músculos del cuello, la parte posterior de la cabeza, y alrededor de la cara. Ahora, visualice pequeños grifos de agua sobre los dos senos frontales (localizados directamente encima de los ojos) y los senos maxilares (debajo de los ojos). Con su imaginación, abra estos grifos y vea el fluido drenando fuera de ellos. He usado esta visualización varias veces y el alivio es casi instantáneo.

La columna vertebral

Tengo un amigo que es muy teatral en sus visualizaciones. Su estilo es un poco complicado para mi gusto, pero funciona bien para él. Ocasionalmente tiene problemas en la parte inferior de su espalda. Sabe que en algún lugar en esa área hay nervios que se han inflamado y posiblemente ha resultado afectada parte de la médula espinal.

Cuando esto sucede, él entra en meditación y visualiza tres pequeños hombres trabajando en su columna vertebral.

Uno de ellos se sienta en la sala de control cerebral y los otros suben y bajan por la médula espinal en pequeños ascensores. En cualquier parte que vean la necesidad de arreglo, envuelven nuevo aislamiento alrededor de los nervios. Después de la meditación se levanta y ya está totalmente libre de dolor, con un movimiento completo en su espalda y piernas.

Utilizar largos y extravagantes escenarios a veces ayuda en la concentración. Mi amigo cree en sí mismo, sabe que sólo él puede curarse, y por consiguiente tiene éxito

Lenguaje corporal

Hay ocasiones en que tenemos un dolor en el cuerpo y no podemos explicar cómo se materializó. Ese es el momento en que realmente debemos sintonizarnos con el cuerpo y dejar que nos hable. Quizá el dolor en su pierna sea el resultado de un ligamento torcido. Lo que podría ver en su meditación es un punto rojo brillante en el sitio de la lesión. Cuando sepa la fuente del problema, podrá usar su visualización y los poderes curativos para aliviarla.

Hay veces que el problema original nos elude. Cuando esto le suceda debe visualizarse totalmente revestido de luz blanca y afirmar que su cuerpo entero está sano. También puede buscar la ayuda de un médico —tradicional u homeopático—. Muchas veces sus diagnósticos son invaluables y pueden ayudarlo en su proceso curativo.

Brindar ayuda a otras personas

Las técnicas de visualización también funcionan en otras personas que son receptivas y desean ser curadas. Ya he presentado varias de mis experiencias tratando a otros. El procedimiento básico es el mismo. Como siempre, usted necesita estar en un lugar tranquilo, relajado y concentrado. Entre a su estado meditativo y visualice la persona que va a ser curada. Usted puede "mirar" en el cuerpo de ella. Examínelo completamente; si hay problemas, usualmente aparecen imágenes que podrá interpretar. Use su imaginación y proceda a "arreglar" lo que esté mal. Recuerde que realmente no está haciendo la curación, le está dando al cerebro de la otra persona los mensajes claves que necesita para realizar su propia curación.

Nadie, repito, nadie nos cura...
Somos responsables de nuestra propia curación.

Hay veces que el paciente pone resistencia a estar bien. Muchas personas obtienen maravillosas ganancias secundarias por estar enfermas, y no están preparadas para renunciar a ellas. Estas personas deben ver con honestidad lo que están haciendo. Algunos usan la enfermedad para no tener que enfrentar problemas y resolverlos. Indudablemente, aquí está involucrado algo más que sólo una curación física.

Una de las cosas más importantes que debe recordar, ya sea que esté trabajando sobre sí mismo u otra persona, es liberar la curación. Hay curaciones que toman más tiempo que otras, así que tal vez deba trabajar en estos casos durante un par de días seguidos. Debe aceptar la curación original y saber que está sucediendo (gran parte de esto tiene que ver con la fe en sí mismo, que a su vez se relaciona con el concepto de amor por el ser). ¡Haga la curación y déjela fluir! No se preocupe más por el problema, olvídelo y siga con su vida. Entre más piense en él, mayor poder le dará para continuar.

Libere la curación con la certeza de que ha ocurrido.

El universo y la mente siempre se harán cargo del resto. He tenido que aprender esta lección a la fuerza, así que siga mis consejos y haga las cosas fáciles para usted. A lo largo de estas páginas, doy ejemplos de visualización y cómo la he usado en el arte de la curación. Estos ejercicios son hechos con imaginación y un esfuerzo creativo por parte del curador. La intención de curar y el amor que la origina, ya sea a favor de usted o de otra persona, es una fuerza muy poderosa. Sea consciente que existe y déjela trabajar para usted.

A veces no estamos preparados para aprender
nuevas cosas en nuestra vida, y eso está bien,
pero sepa que fue su elección en ese momento,
y no consecuencia de "no poder" hacerlo.

6

El mundo de la homeopatía

LA HOMEOPATÍA ES un sistema de remedios y curas que ahora está siendo redescubierto por los norteamericanos como una alternativa a la medicina tradicional, también conocida como alopática. Es un sistema medicinal que estimula las propias defensas del cuerpo —el sistema inmunológico—. La homeopatía aboga por aplicaciones infinitesimales de remedios que producen los mismos síntomas que la enfermedad.

Las bacterias y los virus constantemente nos rodean. Muchos gérmenes son beneficiosos para nuestro cuerpo y no podríamos vivir sin ellos; sin embargo, algunos pueden ser muy destructivos si no son controlados por el poderoso sistema inmunológico. Cuando este sistema falla, incluso por poco tiempo, quedamos vulnerables a la invasión de patógenos. Aquí es donde entra en acción la homeopatía, ayudando a recomponer el sistema inmunológico.

La homeopatía trabaja con nosotros, no sobre nosotros.

La teoría básica detrás de la homeopatía es simple —usar curas para nuestro cuerpo en armonía con las leyes de la naturaleza—.

Historia de la homeopatía

Los principios de la homeopatía pueden ser rastreados en tiempos antiguos. Hipócrates fue un gran seguidor de este sistema, y hay escritos sobre el tema realizados alrededor del año 1000 a. de C. La homeopatía, como la conocemos hoy, fue fundada a comienzos del siglo XIX por el médico alemán Samual Christian Friedreich Hahnemann, quien se desilusionó de las prácticas médicas tradicionales de su tiempo. En ese entonces, los médicos creían que podían "expulsar" males y enfermedades de un paciente quemando, ampollando, sangrando, e induciendo vómitos y diarrea. (Si observamos los efectos secundarios de algunas de las drogas actuales, podríamos preguntarnos si en realidad hemos progresado).

Obtener una prescripción médica en esos días no era necesariamente una buena idea, considerando que podía haber hasta cincuenta drogas mezcladas en ella. ¡Imagínese la gran confusión en el cuerpo!

En lugar de la práctica médica, Hahnemann se dedicó a traducir viejos manuscritos médicos. En uno de ellos hizo un importante descubrimiento. Se enteró que la corteza del cascarillo, o quinina, había sido usada en Oriente durante cientos de años para curar la fiebre intermitente o malaria. El escrito proponía que la fiebre era curada por la cualidad astringente de la corteza. Hahnemann conocía otras sustancias con cualidades astringentes mucho más fuertes, pero no curaban la malaria. Su curiosidad hizo que se propusiera averiguar cómo funcionaba ese remedio natural. Decidió usarlo en él mismo. Encontró que en una persona sana, la quinina producía síntomas tipo malaria que desaparecían en un par de horas. Con esta información, y después de ensayar otras sustancias, estableció la "ley de similares".

Duplicación

La ley de similares formula que un remedio puede curar una enfermedad si se duplica en una persona sana los mismos síntomas de la enfermedad. Los primeros escritos conocidos sobre esta ley aparecieron en manuscritos hindúes del siglo X a. de C. Posteriormente, Hipócrates la describió en el año 400 a. de C.: "a través de lo similar la enfermedad es producida, y por medio de la aplicación de lo similar es curada".

La prueba

Aunque el concepto es muy antiguo, Hahnemann fue el primero en probar este principio y establecerlo como la base para una práctica medicinal. Él realizó esta prueba aplicando muchas preparaciones en él mismo y quien le servía de voluntario (la mayoría de su familia). Examinó personas sanas en lugar de enfermas. No utilizó animales de laboratorio, pues no podían decirle lo que sentían o la naturaleza de sus síntomas subjetivos. Los resultados fueron cuidadosamente registrados.

En el momento de su muerte en 1843, Hahnemann había probado 91 sustancias. A finales de siglo, había más de 600 remedios en la farmacopea homeopática. En los años cuarenta, el American Institute of Homeopathy empezó a probar de nuevo los remedios. Al hacerlo, descubrieron los mismos resultados de Hahnemann. Por lo tanto, aunque sus libros de referencia sean antiguos, aún son muy valiosos y confiables.

La homeopatía en los Estados Unidos

La homeopatía fue introducida por primera vez en los Estados Unidos en los años treinta del siglo XIX, principalmente debido a su éxito en el tratamiento de pacientes con cólera en Europa durante la epidemia. En ese tiempo, la mayoría de médicos alopáticos en Norteamérica estaban usando grandes dosis de mercurio y la ampliamente aceptada práctica del sangrado para tratar el cólera, pero ninguno de estos métodos conducían a la salud continuada de los pacientes. Sin embargo, los médicos homeopáticos usaron "pequeñas píldoras azucaradas" para restaurar exitosamente la salud, las cuales fueron aceptadas por muchos pacientes. Algunos de los remedios usados por homeópatas fueron adoptados por alópatas, debido a su éxito y aceptación.

Ya que muchas personas escogieron la homeopatía en lugar de los primitivos métodos alopáticos, la comunidad médica se debilitó en su punto más vulnerable: el bolsillo.

Los homeópatas eran doctores licenciados, no curanderos con mínima educación, por ello se convirtieron finalmente en una verdadera amenaza. La AMA (American Medical Association) fue formada aproximadamente dos años después de abrir sus puertas el American Institute of Homeopathy. La organización expulsaba cualquier miembro que se asociara con un homeópata.

El decaimiento de la homeopatía

Hubo tres razones básicas para el decaimiento del homeópata. Una fue el cambio en el estilo de vida del norteamericano promedio; el ritmo era más rápido en el hogar y el trabajo. Esto estableció precedentes y le abrió el camino al concepto de "medicina de vagón" para reemplazar la larga visita con el médico de la familia.

La segunda razón fue el aumento de la industria farmacéutica después de la Guerra civil. Se hizo fácil producir y distribuir drogas en un corto período de tiempo. Las pautas eran simples al tratar sólo los síntomas y no toda la persona.

La tercera razón fue la falta de fondos para las escuelas homeopáticas. La AMA dio a estas escuelas bajas evaluaciones, y esto las excluyó de recibir dinero suficiente para mantenerse en operación.

Sin embargo, a pesar de la controversia y la decadencia, la homeopatía es aún muy popular en el resto del mundo civilizado. La familia real en Inglaterra ha usado homeópatas durante años. Europa y Rusia tienen muchos médicos homeopáticos, y la India es uno de los más grandes usuarios de dicho sistema curativo.

La práctica de la homeopatía

Veamos con más detalle esta ciencia y las personas que la practican. El médico homeópata se interesa por toda la persona en un nivel físico, mental y emocional. Todos los niveles deben estar en armonía para que el paciente sea curado. Los homeópatas piensan que la curación empieza en lo mental y emocional, para seguir con los órganos vitales y la parte exterior del cuerpo. Si la condición física mejora, pero empeora el estado mental, el paciente está destinado a seguir mal. Ya que el cuerpo es visto como un todo, se cree que ninguna parte aislada puede enfermarse sola —todas deben interactuar—.

Síntomas de curación

Piense en los problemas físicos que ha tenido. ¿Hay una parte de su cuerpo que la gripe no parezca afectar? Ahora piense en cómo se siente emocionalmente cuando está enfermo. Incluso una lesión leve produce una especie de respuesta emocional. Ahora piense en la manera en que sus problemas emocionales han afectado su parte física —dolor de cabeza, malestar estomacal, etc.—. Esto podría demostrar por qué es importante considerar todos los síntomas. Tratar sólo los más superficiales, como un dolor de cabeza, no ataca la causa del problema y a veces inhibe los procesos curativos naturales del cuerpo.

Los síntomas son una guía para el más efectivo tratamiento que estimule las defensas del cuerpo. La homeopatía maneja el concepto de que los síntomas son el intento del cuerpo por curarse a sí mismo, y los remedios ayudan a estimular el sistema inmunológico para que haga el trabajo. Los homeópatas no sólo observan enfermedades causadas por bacterias y virus, también consideran el sistema inmunológico de la persona. Ya que los remedios están destinados a trabajar en dicho sistema, las personas tratadas homeopáticamente usualmente se recuperan más rápido que otras, y adquieren mayor resistencia a más infecciones.

Antibióticos

Varios investigadores médicos han observado que la terapia antibiótica no funciona en muchos casos, a menos que el cuerpo pueda hacer uso de su propio sistema inmunológico. Algunos antibióticos debilitan este sistema, y otros disminuyen las defensas del cuerpo eliminando las bacterias beneficiosas que normalmente viven en la piel y el aparato digestivo. Hay antibióticos que pueden causar diarrea continua, y el paciente posiblemente necesitará otro medicamento para controlarla. Estos medicamentos no son baratos.

Una vez conocí un paciente que estaba siendo tratado para aliviar una diarrea inducida por antibióticos, y casi se desmaya cuando fue a pagar lo que debía por las drogas. También hay muchos organismos resistentes a los antibióticos; los virus son un ejemplo. Las pocas medicaciones antivirales en el mercado actual son costosas y deben ser tomadas antes que el virus se afiance. Muchas bacterias también se han vuelto resistentes a los antibióticos tradicionales que han sido usados durante años para vencerlas. Por ejemplo, hay bacterias de enfermedades venéreas que ahora resisten la penicilina.

Prescripciones para el individuo como un todo

Para la adecuada selección de un remedio, todos los síntomas deben ser estudiados objetiva y subjetivamente, y las señales mentales, emocionales y físicas deben ser consideradas juntas. Hay que observar todos los aspectos del problema. ¿Qué lo hace empeorar? ¿Qué lo hace mejorar? ¿Cuál es el estado emocional de la persona? ¿Qué puede haber precedido al problema? ¿Cómo es la personalidad del paciente? ¿Cómo reacciona la persona a problemas físicos o mentales? Podemos ver que todo esto tomaría mucho más tiempo que cinco minutos con el doctor.

Las personas que usan conocimiento homeopático y técnicas de prescripción, para sí mismas u otros, deben tomar al individuo como un ser total y único con un patrón de síntomas. Luego debe ser hallado un remedio para restablecer la salud íntegramente. Las reacciones a remedios homeopáticos no pueden ser las mismas de las drogas alopáticas. Puede haber varios tipos de reacciones a los remedios, tales como:

- En un problema crónico, la reacción inicial podría ser un leve empeoramiento físico pero un mejor estado mental, y luego una mejoría del estado físico.

- En un caso agudo, usualmente hay un alivio de todos los síntomas en forma más lenta pero duradera.

- A veces el paciente mejora y luego recae ligeramente. Esto indica que se debe repetir la dosis inicial.

- A veces los síntomas cambian después de la dosis inicial. Aquí, se debe revalorar la situación y usar otro remedio. Algunos síntomas cambian rápidamente, como en un problema respiratorio, y otros lo hacen lentamente, como en una infección o una cortadura.

- Si el paciente no responde mental o físicamente, es tiempo de ensayar de nuevo, y posiblemente buscar la ayuda de un médico homeópata.

Remedie la situación

Quiero hablar un poco acerca de los remedios y su diferencia con los de la medicina alopática. Hay un concepto erróneo común que constantemente es reforzado por nuestra sociedad: si un poco de algo es bueno, entonces más es mejor. Esto no es cierto en la mayoría de casos, especialmente en los remedios homeopáticos. Entre más pequeña sea la cantidad de remedio, más potente será. Ya que los remedios son catalizadores del propio sistema curativo del cuerpo, tal vez es necesario usar sólo dosis pequeñas.

Las preparaciones son obtenidas de fuentes naturales: animales, minerales y vegetales. Son hechas de tal forma que no sean tóxicas, o causen efectos secundarios, y no interfieran con las funciones normales del cuerpo. También son mucho más baratas que las drogas de prescripción. En más de 150 años de medicina homeopática, nunca ha habido un reclamo por parte de las autoridades oficiales en los Estados Unidos. Pero, como con todo en este mundo, los remedios deben ser tratados con respeto. Es importante recordar que hasta estas sustancias suaves y seguras pueden volverse dañinas si se abusa de ellas.

Hemos dicho que los remedios son suministrados en pequeñas cantidades, y usted probablemente se está preguntando cómo es hecho esto y de qué forma funciona. Realmente nadie sabe cómo actúan los remedios homeopáticos, pero tampoco nadie conoce el funcionamiento de la aspirina. Lo importante es que son efectivos, aunque la ciencia moderna no haya podido desenredar el misterio de la *conexión química espíritu-mente-cuerpo*.

Potenciación: calidad, no cantidad

La potenciación es el proceso de diluir o moler la preparación original vegetal, animal o mineral, hasta el punto que el medicamento resultante no contenga moléculas de la sustancia primaria. Estas pequeñas dosis son llamadas potencias. Entre más diluida esté una sustancia, más potente se volverá.

El poder del remedio radica en su "calidad", no en su "cantidad". Un buen ejemplo es el arsénico; en su estado natural es tóxico para el organismo, pero después de ser potenciado es seguro y efectivo para muchas curas. Otros ejemplos incluyen el uso de belladona (un remedio preparado con la mortal dulcamara) en lugar de penicilina para tratar estreptococos en la garganta, o emplear un suave gelsemio para el dolor de cabeza en lugar de un tranquilizante. Una sustancia puede ser diluida de 3 a 100.000 veces. La mayoría de libros sobre "prescripciones caseras" tratan los remedios de potencia baja. Estos funcionan bien en casi todos los problemas menores que pueden surgir en una vida normal. Una pequeña observación importante acerca de los remedios: no mezcle medicina alopática, como aspirina o acetaminofén, con productos homeopáticos. Además, el café y el alcanfor tienden a anular los efectos secundarios.

¿La homeopatía es para usted?

Hay muchos libros buenos sobre homeopatía listados en la bibliografía. Yo los uso para aumentar mi conocimiento en el tema (empecé a emplear la homeopatía como una alternativa de curación cuando mi cuerpo no toleró más los químicos alopáticos). Los recomiendo mucho a quien busque una alternativa práctica y segura a los químicos del mercado actual. Ofrecen un sencillo conocimiento sobre la homeopatía para uso en el hogar.

Si usted está tratándose a sí mismo o a otra persona homeopáticamente, use las pautas en los libros de prescripción y sígalas cuidadosamente. Son técnicas probadas.

El aspecto más importante al usar remedios homeopáticos es que le estimula la responsabilidad de su propia salud y le da mucho más control sobre lo que está sucediendo en su cuerpo. También le brinda pautas fáciles de seguir para tener un mayor contacto con el cuerpo. Cuando use las guías de síntomas y prescripción presentadas en los manuales, se dará cuenta de cosas acerca de su cuerpo que nunca había considerado. En principio, la prescripción puede parecer complicada; sin embargo, una vez que se sintonice con su cuerpo, todo fluirá fácilmente. Incluso puede haber ocasiones en que el solo saber lo que sucede dentro de usted puede cambiar las cosas y permitir que tome lugar la curación. En muchos casos, conocer el problema es el primer paso para la resolución.

7

··

Matices curativos
de los colores

VIVIENDO EN LA tierra, estamos constantemente rodeados por ciertas fuerzas vibratorias. Nuestros sentidos del
oído y la visión perciben fuerzas tales como sonido y color,
mientras el amor y el odio son percibidos como sentimientos y pueden ser una fuerte influencia intangible en nuestra
vida. Sabemos que ciertos sonidos y colores crean diferentes sentimientos. Cuando empezamos a entrar en contacto
con la parte más profunda del ser, nos damos cuenta que
ellos pueden ser usados como poderosas fuerzas creativas.

Cada color vibra en un nivel diferente. Para probarlo, tome un objeto rojo vivo y obsérvelo varios minutos. Sienta
su cálida vibración energética. Puede incluso hacerlo sentir
más fuerte. Ahora tome un objeto rosado, sosténgalo cerca
a usted y obsérvelo. Probablemente se sentirá tranquilo y
sereno. Estos colores están dentro del mismo espectro y di-
fieren sólo por unos pocos matices, pero tienen energías vibratorias totalmente diferentes.

El arco iris a nuestro alrededor

Todo el espectro del arco iris está junto a nosotros. No sólo tenemos muchos colores tridimensionales, también hemos desarrollado muchos más. Cualquiera que sea el medio en que estemos, el color nos afecta a todos. Incluso los ciegos son afectados por el color, si ellos así lo desean. Hay sensaciones de color para quienes se sintonicen en las vibraciones que los rodean.

El color puede expresar cada emoción sensorial conocida por el hombre. Los cálidos colores rojo, naranja y amarillo han sido usados para representar calor, ira, energía, sentimientos intensos, luz, iluminación, y conciencia interior. Luego tenemos los colores fríos, azul y verde, que significan calma, serenidad, tristeza, salud, tranquilidad, agua, naturaleza y frescura. Los matices terrosos del marrón pueden dar la sensación de estar conectados o cerca a la madre tierra. Incluso colores de la misma familia pueden estimular diferentes sensaciones. El morado profundo puede ser muy vibrante, transmitiendo emoción y poder, mientras el lavanda es muy tranquilizante. Los colores profundos, tales como el azul real y el verde esmeralda, dan una sensación de lujo, riqueza y profundidad. Los colores pasteles emiten una sensación de primavera y verano.

Por supuesto, hay algunos colores que tienen significados especiales para nosotros como individuos. Quizá en la niñez su juguete favorito fue amarillo pastel. Como resultado, hoy ese color trae una sensación de paz, calor y amor.

Coloree su mundo

Como los seres creativos que somos, los humanos hemos escogido crear muchos colores no encontrados en la naturaleza; nos rodeamos de color en la casa, la ropa, el sitio de trabajo y juego, el vehículo, e incluso en la comida. El color simboliza vida y energía.

Los colores son usados para afectar el humor, las emociones y reacciones a situaciones. Muchos hospitales han redecorado completamente sus interiores cambiando los colores de sus paredes a los más pacíficos y serenos verdes y azules. Estos son colores tranquilizantes que tienen un efecto sedativo en personas que están en un ambiente estresante como el de un hospital.

El color es muy importante socialmente. Por ejemplo, nuestro entretenimiento gira alrededor de él. El televisor a color aventajó el humilde modelo de blanco y negro usado durante años. Los restaurantes son vivos y alegres, o tranquilamente sutiles con colores que fomentan el silencio. Algunos de nuestros más felices eventos sociales están basados en los colores; desfiles, especialmente el "torneo de rosas" el día de año nuevo, fundamentan su éxito en ellos. También pueden ser usados para llamar la atención, como en los comerciales.

Las personas perciben los colores en formas diferentes. Lo que yo disfruto ver puede ser molesto para usted. Algunos somos atraídos por colores vivos, mientras a otros les gustan los matices sombreados. Los colores también pueden tener efectos variados sobre las personas.

Sin duda alguna, los anuncios de comidas están entre los más espectaculares en lo que a colores se refiere. ¿Quién podría negarse a una hamburguesa de color marrón oscuro, con un pan ligeramente tostado, una tajada de tomate roja, y una hoja de lechuga verde lima? La imagen me produce hambre, a pesar que ni siquiera como carnes rojas. Los aderezos y decoraciones se han usado durante años para estimular el apetito y posiblemente esconder las características menos favorables de la comida, por ejemplo el sabor.

Hablando de nuevo de la vivamente coloreada imagen de la hamburguesa, como aparece en los anuncios, nunca la he visto cuando es pasada rápidamente por el mostrador de un puesto de comidas rápidas, completamente envuelta en papel aluminio. Desafortunadamente, para entonces, la colorida imagen de la prometida "hamburguesa maravillosa" ha hecho su trabajo sobre nosotros; dicha visión ya ha activado los jugos digestivos, y probablemente estamos lo suficientemente hambrientos para comer cualquier cosa —sin importar de qué color sea—.

Experimente los colores

Sólo podemos sentir y controlar la vibración del color en nosotros mismos. Somos capaces de dirigir el color para hacer lo que queramos, por ejemplo intensificar rojos para atraer más energía (una mejor alternativa que la cafeína). Podemos calmarnos con el rosado, y amar y atraer salud con una luz verde esmeralda.

Otra forma de experimentar colores es a través de la meditación. Usted puede crear un color específico, o relajarse y explorar lo que aparezca. Sin importar lo que decida hacer, será una experiencia que nunca olvidará. Ver un color en meditación profunda es experimentarlo completamente. Usted tiene la capacidad de convertirse en parte de su fuerza vibratoria. Haciendo esto, el color se vuelve casi líquido y lo sumerge totalmente hasta que los dos formen una unidad. Esta es una experiencia sensacional.

Colores curativos y su funcionamiento

Probablemente se está preguntando en qué se aplican los colores y por qué soy tan entusiasta en el tema. El color tiene enormes propiedades y potenciales curativos. Estos potenciales existen en tres niveles: mente, cuerpo y espíritu.

La curación con colores data de mucho tiempo, se remonta a los antiguos egipcios. Esta técnica ha renacido actualmente gracias a quienes buscan alternativas para la salud. Esta forma de curación está siendo usada por muchos profesionales en el campo de la salud mental en sus sesiones de terapia.

Los colores

Lo que le daré a continuación son pautas sobre los colores y su uso. Aunque han funcionado para mí, usted puede sentirse mejor con otros colores para ciertos efectos. Por ejemplo, puede encontrar que un verde fosforescente le da energía o un verde pastel promueve paz y serenidad.

Lo que sienta apropiado es lo que mejor le funcionará. Como he dicho antes, sintonícese con su propio cuerpo y ser interior para que todo busque el mayor bien.

Rojo: Un color de alta energía. Puede ser usado para acelerar sistemas corporales lentos o darles ese impulso energético extra. En las mañanas, cuando me despierto y aún siento cansancio, me visualizo envuelta en un remolino de luz roja y me siento energizada en pocos minutos.

Verde: Una energía reconstituyente. El verde es usado para reconstruir células dañadas. Visualizarlo es bueno para cortaduras, o huesos, músculos, tendones o ligamentos dañados. También puede usarse como un color curativo multipropósito cuando es visto como una luz verde esmeralda.

Azul: Una energía calmante. Los efectos del azul reducen dolor y malestar. Funciona principalmente en el sistema nervioso. Mientras espera que su curación funcione, mentalmente envuelva de luz azul su parte herida. Esto ayuda a dispersar el dolor. Por alguna razón, las hormigas rojas en Florida parecen encontrar apetecibles mis pies. Una pasta de bicarbonato de sosa ayuda a neutralizar el ácido de la picadura; pero cuando no está disponible este remedio uso una intensa luz azul glacial sobre el área afectada y, en dos o tres minutos, la picazón y el ardor han desaparecido.

Rosado: También una energía calmante. Usando este color, usted puede crear una sensación de paz y bienestar.

Yo uso el rosado para muchas cosas; es bueno para reducir el estrés cuando estoy atrapada en embotellamientos del tráfico, o cualquier otra situación incontrolable que normalmente causaría gran tensión. También uso luz rosada para tratar otras personas. Cuando estuve trabajando en pediatría, solía coger un niño que lloraba y lo envolvía junto a mí en luz rosada para que se calmara y pudiera ser examinado. Haciendo esto logrará dos cosas: puede permanecer calmado, sin alimentar emoción alguna en la situación, y las vibraciones tranquilizantes realmente serán captadas por el niño, lo cual ayudará a calmar su nivel emocional.

Blanco: Esta energía cristalina es la más dinámica de todas. Cuando usted se concentre en un remolino de luz blanca cristalina, podrá hacer casi cualquier cosa. He usado esta luz en mí misma y otras personas, y los resultados han sido asombrosos. La utilizo para cosas simples, tales como cambiar un comportamiento negativo. Cuando soy víctima de individuos con este tipo de actitud negativa —por ejemplo un tendero que está teniendo un mal día—, mentalmente los envuelvo en luz blanca y pienso, "te amo, y debes saber que eres amado". Si usted siente esto sinceramente, no sólo verá cambiar la persona frente a sus ojos, también sentirá una maravillosa sensación emocional que nunca puede ser igualada por una droga o químico.

La luz blanca también es usada para protección. Primero, sepa que esta luz proviene del ilimitado amor del universo. Envuélvase en ella y estará protegido. Yo la utilizo cuando viajo o camino a través de oscuros lotes de parqueo en la noche, y la he empleado cuando estoy alrededor de personas que considero peligrosas. Los resultados siempre han sido positivos.

Curación con color

Quiero darle un ejemplo de una meditación curativa usando colores: la hija de siete años de una amiga tiene muchas alergias respiratorias. Una vez que los visité, oí a la niña tosiendo la mayor parte de la noche. Le pregunté a su madre si podía ensayar una meditación curativa la noche siguiente, y ella accedió. Hicimos primero el ejercicio de relajación y, una vez relajada, visualmente la llevé a un bosque verde esmeralda.

En el bosque, visualizamos una cueva de cristal. La llevé ahí y la acosté sobre una mesa de curación. Luego le dije que visualizara luz verde viniendo de los cristales del techo. Ella veía la luz entrar por su nariz, girar dentro de su cabeza, y pasar a través de sus conductos nasales. Luego, llevaba la luz a su tráquea en el área de su pecho. En este punto, dejaba que la luz girara, tocando sus pulmones y el timo. Le dije que sus vías respiratorias ahora estaban limpias y no necesitaba toser más. Habiendo terminado la sesión, la deje durmiendo. No volvió a toser esa noche ni la mañana siguiente.

El facilitador y el recibidor deben aceptar este método curativo. Si realmente quiere estar bien, así estará, y los colores son herramientas maravillosas para apoyar este proceso. Los escenarios y ejemplos que le he dado son sólo la punta del iceberg. Ensáyelos en usted mismo y otras personas cuando sea necesario. También puede ensayar otras alternativas.

8

Vencer el estrés

HAY TANTO ESCRITO acerca del estrés hoy día, que puede volverse estresante encontrar un buen libro o una técnica para aliviarlo.

El estrés, como es explicado por muchos expertos, es el desgaste del cuerpo en todas sus partes funcionales. Algunos hablan de estrés positivo y negativo y cómo afecta al cuerpo. Incluso hay listas de enfermedades comúnmente asociadas con este problema; las siguientes son algunos ejemplos:

> Úlceras, colitis, diarrea crónica, asma bronquial, dermatitis atópica, urticaria, edema angioneurótico, fiebre del heno, artritis, la enfermedad de Raynaud, hipertensión, hipertiroidismo, amenorrea, enuresis, taquicardia poroxismal, jaquecas, impotencia, disfunciones sexuales en general, insomnio, alcoholismo, y un amplio rango de desórdenes neuróticos y psicóticos.

Estrés de la edad de piedra

El estrés es una realidad de nuestra vida diaria y siempre ha estado con nosotros, la única diferencia es cómo lo percibimos y respondemos a él.

Estoy segura que si los expertos pudieran observar la era paleolítica, encontrarían en la pared de las cavernas de hombres de medicina gráficas relacionadas con el estrés, y en el tope de la lista estaría la recolección de alimento en bosques plagados de maquerodos.

Siempre hemos tenido problemas, desafíos, experiencias constructivas, oportunidades, obstáculos, buenos y malos tiempos. Para eso está el ser humano aquí —para aprender todo lo que pueda y usar el conocimiento para el crecimiento personal—.

*El estrés es simplemente crear problemas
de nuestras experiencias de aprendizaje.*

Cuando estamos bajo intenso estrés, nuestro cuerpo se rebela y nos hace saber que no estamos manejando bien la vida. ¿Qué hacemos entonces? Algunas personas buscan a alguien que les resuelva los problemas o toman químicos, sin comprender nunca lo que supuestamente debían aprender.

Recientemente leí un artículo que mostraba la cantidad de dinero gastado en tranquilizantes anualmente en los Estados Unidos: ¡2 mil millones de dólares!

Lenguaje corporal

Hablemos de síntomas relacionados con el estrés. Un síntoma puede oscilar entre un dolor de cabeza hasta una diarrea crónica. Los síntomas son la forma en que el cuerpo nos habla acerca de las cosas que debemos saber de nuestro organismo, lo que necesitamos cambiar, y lo que debemos cuidar. Si tan solo nos sintonizamos y escuchamos nuestro cuerpo, nos dirá todo lo que necesitamos saber para curarnos.

Muchas veces, enfermedades como diarrea, náuseas y vómitos son una forma de limpieza del organismo. Tomamos tantas sustancias incompatibles con la química del cuerpo, que finalmente todo esto debe ir a algún lugar. Piense en el aire que respiramos, el agua que tomamos, lo que comemos, y los químicos del ambiente. De algún modo todo entra a nuestro cuerpo directa o indirectamente (absorción a través de la piel). La conocida "gripe" es la forma usual en la que el cuerpo elimina las toxinas. Agradezca que éste tiene el suficiente sentido para hacerlo por usted.

Un ataque de gripe es el mejor tiempo para descansar y tomar mucho líquido; agua destilada mezclada con jugo de limón es una buena bebida. Además, el lactobacilo acidófilo (una bacteria "buena" que puede ser comprada en tiendas especializadas) reemplazará cualquier bacteria beneficiosa del intestino que pueda haber sido eliminada en la limpieza.

Otros síntomas pueden decirnos que no estamos cuidándonos bien. Tal vez no tomamos suficiente agua, no dormimos el tiempo apropiado, o comemos alimentos inadecuados. Muchos síntomas son la forma en que el organismo establece el equilibrio y restaura la salud. En el caso de una condición respiratoria, una leve fiebre inactivará muchos virus, y la mucosa es producida para desechar los productos finales de la continua guerra contra los gérmenes. Al toser se expulsa la mucosa de los conductos respiratorios.

Estrés programado

Uno de los mayores problemas que veo en la sociedad es el condicionamiento hecho por los medios de comunicación y la comunidad médica. Estamos programados a pensar que nunca debemos sentir malestar y que es malo tener síntomas como la fiebre, la cual es una de las defensas del cuerpo para luchar contra bacterias y virus. Es verdad que una fiebre muy alta puede ser destructiva para las células corporales, pero todos estamos condicionados a neutralizar hasta la más leve insinuación de aumento de temperatura.

Ponga atención a los anuncios publicitarios; ellos lo motivan a tomar algo para cualquier cosa que lo incomode o le cause malestar. Sin embargo, estos pueden ser los síntomas de otro problema, y si los cubrimos con los "rápidos" alivios disponibles en el mercado, nunca conoceremos la causa real. Muchos medicamentos enmascaran los mensajes que el cuerpo trata de enviar. En lugar de ceder a una gratificación inmediata y no desear ser molestado por su cuerpo, deténgase y escuche.

Tome su tiempo para sintonizarse consigo mismo
y corregir incluso las cosas más pequeñas
antes que estén fuera de control.

Una vez más

En mi opinión gran parte del estrés que nos creamos se reduce a un asunto de amor por nosotros mismos. Cuando amamos nuestro ser, podemos observar que todo en la vida es hermoso y valioso. El concepto de amor por sí mismo no significa ser egoísta ni que somos mejores que los demás. Lo siguiente ilustra mejor dicho concepto:

- Usted se ve como una persona maravillosa y todos los que lo rodean son iguales.

- No juzgar ni condenarse a sí mismo o a los demás.

- Aceptarse a sí mismo y a los demás.

- Hacerse cargo de su vida y buscar el máximo crecimiento y todas las experiencias de aprendizaje posibles.

- Amar el mundo que lo rodea y tratar todo con respeto y reverencia.

- Disfrutar la vida que ha escogido, viviendo intensamente, y hacer los cambios que necesite sin culpa o remordimiento.

- Saber que merece todo el éxito que llegue a usted.

No tiene que aprender muchas cosas complicadas, ni ir a clases, o leer un gran número de libros para convertirse en una mejor persona y amarse a sí mismo. Sólo debe mirar a su alrededor y ver las personas y objetos hermosos que hay en su mundo.

Efectivamente, es su mundo, usted lo creó con todo lo que hay en él. Ame todo lo que vea por la belleza que brinde y las lecciones que le permita aprender.

Entre más ame, mayor será su capacidad de amar, y más amado será. Es la irrefutable "ley de la prosperidad".

Lo que proyectamos al mundo es lo que recibimos.

Las lecciones de la vida

Siempre le digo a mi hija que si escoge enojarse o herirse en respuesta a las acciones de alguien, observe cuál es la razón para que se moleste. Primero, considere si ha exhibido o no algunos de los rasgos de esa persona, y si le disgustan o no; o tal vez tiene problemas que usted ya ha solucionado y no desea caer de nuevo. De cualquier forma, agradézcale a esa persona por enseñarle una valiosa lección y permitirle crecer mucho más.

Todos nos reflejamos entre sí.

Agradecer a esa persona y ser consciente que ha aprendido una lección le dará un mejor sentimiento que si hubiera alimentado su negatividad. Recuerde que todos tenemos lecciones que debemos aprender y un mundo que vivir.

Podemos aprender recíprocamente. Todos somos maestros y estudiantes. Sólo debemos sintonizarnos y ser receptivos.

La ilusión del autocontrol

Uno de los mayores problemas que muchos tenemos es tratar de controlar a las personas que nos rodean. Esto realmente no se puede hacer, y si usted persiste, las cosas no funcionarán para ninguno.

El concepto de control es sólo una ilusión.

Una buena ilustración es sembrar semillas. Cuando lo hacemos, podemos nutrirla y amarla, pero no controlarla. No podemos dictaminar su forma, tamaño, color de hojas, o si tendrá frutos. Si controlamos la planta en crecimiento (por ejemplo, podándola como en el caso del bonsai), truncamos su crecimiento y el producto final no es natural. Lo mismo se aplica a las personas. Para muchos de nosotros:

*Permitir que las personas sean ellas mismas es
una de las cosas más difíciles de hacer.*

Al tratar de controlar y manipular, creamos estrés en los demás y en nosotros mismos. ¡Sí estrés! Usted lo crea en la otra persona, especialmente si ella trata de acoplarse a sus expectativas, y lo crea en sí mismo al no permitirse ser natural y estar relajado.

Grandes expectativas

Hablando sobre crear metas, una vez recibí una lista de diez pensamientos irracionales. Uno que nunca olvidaré fue, "seré todas las cosas para todas las personas a todo momento". Nunca lo olvidaré porque es del que más necesitaba aprender. Debía aprender que no tenía que cumplir las expectativas de los demás, sino las mías, así como lo que razonablemente podía esperar de mí misma.

Fijar y alcanzar objetivos

Es bueno tener objetivos, y deambulamos sin dirección al no ir en busca de ellos. Sin embargo, deben ser realistas y alcanzables por la persona que los persigue. Me gusta fijar objetivos menores y mayores. La publicación de este libro fue uno *mayor*.

La clave para alcanzarlos es hacer las cosas paso a paso. No se complique con más de lo que puede manejar. Si lo hace, está predestinado a decepcionarse y todo se vuelve estresante. Si sus objetivos menores no son cumplidos en su marco de tiempo establecido, tome otra dirección. ¿Fueron los objetivos realistas en tiempo y espacio? Tal vez no. Sea honesto consigo mismo. Luego, observe lo que ha logrado y dese una palmadita en la espalda.

Vea siempre los aspectos positivos de su vida. Cuando era niña, recuerdo oír una canción escrita por Irving Berlin que se trataba de contar las bendiciones. Las palabras en la canción son tan aplicables hoy día como cuando fueron escritas.

No tenga miedo

Ahora hablemos de una gran causa del estrés: *el miedo.* Me refiero al miedo enmascarado como estrés. Una de las mejores frases que he oído sobre este sentimiento fue hecha por Franklin D. Roosevelt en 1933 durante su discurso inaugural: "de lo único que debemos tener miedo es del miedo mismo". Como podemos ver, es algo muy poderoso y puede originar cualquier experiencia negativa imaginable. Debemos poner el miedo en perspectiva y aprender cómo controlarlo.

La risa: La mejor medicina

Una de las mejores formas de tratar el miedo es reír. Vea lo humorístico de las situaciones y ría fuertemente. Esto libera la tensión en el cuerpo y la mente, altera su nivel de energía y despeja su cabeza. Además, mientras está riendo, es incapaz de alimentar el miedo en la situación.

Recuerde, los pensamientos son hechos, y cualquier cosa que pensemos puede ser manifestada. Durante mucho tiempo se ha dicho que la risa es la mejor medicina. Piense en lo bien que se ha sentido al reírse intensamente. Recapture esa sensación cada vez que la necesite, para eso son los buenos recuerdos. Deje que los sentimientos de felicidad lo acompañen a lo largo de su vida. Siéntalos y disfrútelos.

Forros de plata

No se fije en el concepto preconcebido de alguien respecto a cómo debería reaccionar frente a una situación. En realidad, se beneficiará al liberar las palabras "debo", "debería, o "tendré". Por ejemplo, si ha perdido su empleo y todos se van a sentir mal por usted, evite que eso suceda y no se aflija. En lugar de agrandar la pérdida, vea la oportunidad de la situación. Pregúntese qué quiere *realmente* hacer con su vida.

Si se dedica a preocuparse por la situación, obviamente nada va a mejorar. No obstante, si con certeza cree que todo sucede por la mejor razón posible o experiencia constructiva, y sus necesidades serán suplidas, puede ver la situación como algo positivo.

Cuando por primera vez puse a un ser amado en un programa de tratamiento con medicamentos, supe que serían muchos los gastos y no tenía idea de cómo iba a cubrirlos; pero sabía que hacerlo era lo correcto. Al final todo salió bien; nunca pasamos hambre, siempre tuvimos un techo sobre nosotros, y comprobé que tenía los más maravillosos y solidarios amigos del mundo. Nunca programé la experiencia para el fracaso, sólo para el éxito. Las personas me decían, "¡qué horrible experiencia ha pasado!". Yo no veo las cosas de ese modo. No fue fácil, pero aprendí tanto y encontré personas tan buenas que, sí, volvería a vivir la experiencia.

Estamos aquí para aprender de nuestras experiencias, pero no tenemos que conservarlas.

Aprenda lo que necesita aprender de una situación y continúe con su vida.

Alimento para la mente

AL HACER LA gran cantidad de investigaciones necesarias para este capítulo, se hizo claro que la mayoría de expertos en nutrición tienen puntos válidos que exponer y muchas estadísticas y anécdotas para respaldarlos. Estos expertos cuentan historias de alimentos, hierbas y remedios que han funcionado para ellos y sus clientes. Hay una enorme diversidad en sus enfoques y conclusiones respecto a la nutrición. La conclusión que he apoyado para todo en mi vida es:

¡Si cree en algo, funcionará para usted!

La comida siempre ha sido uno de mis primeros amores, y me sentí muy bien escribiendo este capítulo sobre nutrición. Estas páginas son una guía para una mejor alimentación del cuerpo. Lo motivo a disfrutar al máximo cada segundo de su vida, y esto también incluye la comida. Como seres humanos debemos comer, entonces, ¿por qué no disfrutar lo que consumimos mientras nutrimos el cuerpo?

Lo bueno, lo malo y usted

Creo que no hay alimentos buenos ni malos. La pregunta es: ¿qué es bueno para mí como individuo? Nuestras creencias son inculcadas en la infancia a través de la influencia de la familia y los medios de comunicación. Cuando ponemos etiquetas en los alimentos y aprobamos un sistema de creencias de "comida buena/comida mala", con seguridad habrá conflicto. La comida que consideramos "mala" no nos nutrirá porque la hemos etiquetado como tal. Algunas personas creen que todos los alimentos que disfrutan son buenos para ellas y alimentan sus cuerpos —¡es cierto, incluyendo el chocolate!—. Su sistema de creencias puede permitirle comer diez galletas sin ganar peso, o tal vez le deje consumir sólo dos. ¿Cuáles son sus creencias acerca de la comida?

Si cree que su cuerpo usa lo que necesita de los alimentos que usted come y elimina el resto, entonces eso es exactamente lo que sucederá. Hay una fuerza vital amorosa en todo lo que comemos. Cada uno de nosotros es una entidad separada, diferente y única, y lo que es bueno para una persona puede no serlo para otra.

*Lo que importa es la respuesta de su
mente y cuerpo a los alimentos.*

Su modelo ideal

Afirme su salud y bienestar. No diga que está perdiendo peso porque su mente subconsciente realmente pensará que ha perdido algo y tratará de recuperarlo. Confirme su peso ideal, pero sea razonable; debe sentirse bien con él, y no adoptarlo porque es el correcto para otra persona de constitución diferente. Además, no aspire tener el peso que alguien considera adecuado para usted.

Los anuncios publicitarios muestran que el cuerpo "perfecto" es ligeramente anoréxico. ¿Cuántos tenemos ese cuerpo perfecto? Yo no lo tengo, ni lo deseo. Mi vida no está controlada por esa clase de imagen. Amar mi cuerpo también implica aceptar su imagen. Si piensa que debe tener otro cuerpo y necesita un modelo, en lugar de ver revistas o televisión, vaya a una tienda de comestibles o un centro comercial e identifique uno que sea idealmente el suyo.

¿Por qué comemos?

Actualmente muchas personas viven la locura de dietas rigurosas, programas de ejercicios, y el síndrome del yo-yo (perder peso y ganarlo de nuevo). En realidad, la mayoría de personas nunca descubren las verdaderas razones para su lucha con el peso del cuerpo. Muchos usan la comida por la misma razón que utilizarían drogas o alcohol —para aplacar sus sentimientos—. La comida se convierte entonces en una fuerza destructiva en sus vidas. Los alimentos están destinados a nutrir nuestro cuerpo, no a destruirlo o causarle daño.

Si piensa que parte de la responsabilidad por su salud es comer alimentos naturales, reduciendo las grasas y aumentando el ejercicio, ese sistema de creencias funcionará para usted.

Piense en estar sano y esbelto.

Creamos nuestra propia realidad. Crea en sí mismo y sepa que es responsable de "usted". Cada vez que transmite vibraciones negativas en la comida, tales como "sé que esto no es bueno para mí", obtiene lo que ha afirmado. Si dice "esto engorda", ese efecto tendrá. Usted lo pensó y lo creó.

Creencias individuales

La siguiente información en este capítulo es sólo una guía para una forma alternativa de alimentación. Sí, es posible comer lo que queramos y permanecer sanos, pero lo que deseamos consumir debe corresponder a lo que consideramos saludable para nosotros. La mayoría de personas creen que los alimentos preparados y envasados de escaso valor nutritivo no son saludables para ellas. El cuerpo traduce este pensamiento en "mala" nutrición. Si su sistema de creencias determina sus hábitos nutricionales y cree en un programa dietético más ligero, eso es lo que funcionará para usted. Lo presentado a continuación sobre alimentos de escaso valor nutritivo, grasas y azúcares son buenas pautas para ese sistema de creencias.

Comidas rápidas y alimentos
de escaso valor nutritivo

Como la mayoría sabemos, la hamburguesa perfecta de los anuncios publicitarios, acompañada con jugos y verduras frescas, no es la misma envuelta en papel aluminio y pasada bajo una caliente lámpara en un local de comidas rápidas. Del 38 al 56 por ciento de las calorías de una hamburguesa son provenientes de la grasa. Para cualquier norma, eso es mucha grasa. Con frecuencia, las verduras han sido preparadas muy anticipadamente, lo cual hace que pierdan valiosas vitaminas. Para rematar, el pan de harina blanca que acompaña la carne, prácticamente no tiene fibra y su valor nutritivo es mínimo.

Constantemente somos bombardeados por propagandas de comidas rápidas. Nos dicen lo bien que saben ciertos alimentos, pero no agregan que también están cargados de grasa, sal y azúcar. Una vez vi un anuncio colocado por una cadena de locales de comidas rápidas, en el cual promocionaban su nuevo sándwich de pollo. Este fue un intento de hacer dinero desplazando el consumo de carne roja. El trozo de pollo había sido apanado con una pasta, freído al máximo, y acompañado por un pan de harina refinada que estaba saturado con mayonesa. Lo nutritivo que podía haber quedado en el pollo desde luego fue neutralizado por toda esa grasa.

Las comidas rápidas se caracterizan por su alto contenido de grasa, sal y azúcar. También por ser bajas en potasio, fibra, vitaminas y minerales esenciales, y la mayoría de nutrientes son procesados. Muchos alimentos populares con alto contenido calórico encontrados en el mercado, también son algunos de los más procesados. Incluyen pan blanco, leche entera, refrescos y carne de res.

Los alimentos procesados pierden no sólo la fuerza vital que pasa a nosotros, sino también sus nutrientes esenciales. Algunos de estos nutrientes son reemplazados artificialmente, pero estudios han encontrado que no son fácilmente asimilados por el cuerpo como los obtenidos de alimentos naturales.

Muchos restaurantes de comidas rápidas venden ensaladas en un esfuerzo por cumplir la demanda de nuevos clientes que buscan alimentos más saludables. Esto le da a usted la opción de controlar la cantidad de grasa en su alimentación. Ya que se dispone de una gran variedad de ensaladas, es su responsabilidad escoger lo mejor para su cuerpo.

En los últimos cuarenta años, los norteamericanos han aumentado su consumo de refrescos al 80 por ciento y el de alimentos rápidos al 85 por ciento. Al mismo tiempo, están comiendo menos productos lácteos, frutas frescas y verduras. Si quiere saber qué tan populares son las comidas rápidas y las golosinas, vea televisión durante una hora, compre una revista, o mire otras formas de propaganda.

Una buena forma de reducir el consumo de alimentos rápidos y azúcares es simplemente no comprarlos. Si no están en la casa ni usted ni su familia los comerán. Sea firme; haga que todos en su hogar sean responsables de su propia salud.

En lugar de rebanadas de papas fritas o dulces, ensaye frutas y verduras o rosetas sin mantequilla ni sal. He oído comentarios de que las rosetas "desnudas" saben muy parecido al maní.

La historia del azúcar

Cuando consumimos azúcar en exceso, tenemos deficiencia en vitaminas y minerales valiosos, pues el azúcar tiende a quitarnos el apetito por otros alimentos. El norteamericano promedio consume aproximadamente 120 libras de azúcar al año, y la mayor parte está presente en las comidas rápidas y procesadas.

Algunas condiciones asociadas al azúcar refinada son caries dental, obesidad, problemas cardiacos y diabetes. Si va a consumir azúcar, la fructosa (azúcar natural derivada de frutas) es la mejor elección. Es menos probable que cause cavidades y no necesita tanta insulina para moverse de la sangre a las células corporales. La fructosa puede ser encontrada en tiendas especializadas, usualmente en polvo. Ensáyela en sus recetas en lugar de azúcar. Otras alternativas son miel, malta, melasa y jarabe de arce. El cuerpo absorbe estos azúcares naturales más lentamente que los refinados y no experimenta reacciones negativas (un rápido aumento asociado con la infusión de azúcar, seguido por una rápida caída cuando es agotado del organismo).

Consejos útiles

Las siguientes son sugerencias para reducir la cantidad de azúcar en su dieta:

- Corte el azúcar en jugos de frutas mezclándolos con agua mineral. No use agua carbonatada, pues el fósforo puede bloquear la absorción de hierro en el torrente sanguíneo.

- Si reduce el azúcar gradualmente, posiblemente su familia no notará la diferencia. En lugar de una taza de azúcar en una receta, use sólo ⅔ de ella. Use más fruta en los postres, y ensaye algunos con sólo fruta y queso.

- Consuma aguas minerales en lugar de soda.

- Si toma bebidas alcohólicas, rebájelas con cantidades iguales de agua mineral. Esto reducirá a la mitad el alcohol y las calorías.

- Haga su propia manteca de cacahuete, u otras mantequillas de nueces, sin usar azúcar o sal.

- En lugar de azúcar, use especias, condimentos, jarabe de arce bajo en calorías, y jugos de frutas.

- Coma frutas secas como pasabocas. Son ricas en hierro, cobre y potasio. El azúcar es más concentrado en frutas secas pero, como ya se dijo, es fructosa y metaboliza en forma diferente.

- Use cacao no endulzado en lugar de chocolate.

- Sea creativo con el azúcar natural de frutas en lugar de azúcar refinada. Por ejemplo, use manzanas dulces y una combinación de especias en una torta de manzana. Utilice jugo de naranja y corteza de naranja rallada para engalanar sus tortas de frutas.

Las palabras claves aquí son: *¡sea creativo!*

Las grasas de la vida

Mientras desarrollaba este proyecto, descubrí muchos desacuerdos entre expertos en el tema de las grasas poliinsaturadas. Finalmente llegué a la conclusión que no hay pruebas de que las grasas insaturadas, a diferencia de las saturadas, previenen ataques cardiacos. Hay muchos más factores involucrados.

Otro asunto en discusión es el referente a la lecitina, que es un compuesto con la habilidad de disolver el colesterol y otras grasas. La controversial yema de huevo no sólo contiene colesterol, sino también lecitina. Creo en los beneficios de la lecitina y pienso que la madre naturaleza usa su propio sistema de balances, y este es uno de ellos. Simplemente tenemos que aceptarlo como tal.

Uno de los más brillantes descubrimientos en el campo de la salud natural y preventiva son los ácidos grasos Omega 3. Estos ácidos son encontrados en peces y tienen muchas propiedades beneficiosas para nosotros. Bajan los niveles de colesterol y triglicéridos, y reducen la tendencia de la sangre a formar coágulos en los vasos sanguíneos. También ayudan a mejorar el desarrollo de niños alimentados con leche materna, y reducen la inflamación artrítica y el riesgo de algunos tipos de cáncer.

Los peces que tienen alto contenido de Omega 3 son el salmón, las alachas, las sardinas, el sábalo, la albacora, y el atún de aleta azul. Peces con una cantidad media de Omega 3 incluyen el bacalao, la platija, el eglefino, el lucio, el huachinango, el serrano y la merluza.

Para mantener el equilibrio de nutrientes en nuestra dieta, debemos obtener el 30 por ciento de nuestras calorías a partir de las grasas. Necesitamos grasas por varias razones. Son indispensables para absorber vitaminas A, D, E y K, y como áreas de depósito en el cuerpo. Hay ciertas partes de nuestro organismo que son protegidas de heridas por las capas grasosas que las rodean. Las grasas también le dan a nuestra cara sus características.

Calcular la cantidad de grasa

La siguiente es una fórmula sencilla para calcular la cantidad total de calorías que usted obtiene de la grasa. Un gramo de ésta tiene nueve calorías, mientras un gramo de proteína o carbohidrato tiene cuatro. Tome los gramos de grasa en una comida y multiplíquelos por nueve para obtener el número de calorías. Luego, divida las calorías de la grasa por el total de calorías para hallar el porcentaje. Un 30 por ciento de calorías de grasa es lo más saludable; por lo tanto, su requerimiento diario es una cantidad de cuarenta a ochenta gramos de grasa.

Consejos útiles

Los siguientes son algunos consejos útiles para reducir la cantidad de grasa en su dieta. A menudo, cuando la persona se acostumbra a consumir alimentos más ligeros, empieza a considerar demasiado grasoso lo que comía antes.

- Hay muchos productos libres de grasa en el mercado que puede ensayar en su cocina. Algunos son grandes sustitutos, mientras otros saben horrible. Tendrá que experimentar y encontrar sus preferidos.

- Las sopas de crema de verduras hechas en casa pueden ser elaboradas sin crema. Use verduras feculentas, como papas o zanahorias, y puré para una consistencia suave. Mézclelos con leche desnatada y adicione aderezos tales como perejil, tomillo, salvia o romero.

- Remueva todos los rastros visibles de grasa de la carne roja.

- Deje reposar las sopas y los estofados en el refrigerador durante la noche y luego remueva la grasa de la superficie. En la noche los ingredientes y sabores se mezclan.

- Remueva toda la grasa y piel del pollo (u otra ave comestible) antes de cocinarlo. Si desea dejarle la piel por el sabor producido en la cocción, de todos modos no se la coma.

- Use aceites ligeros —de oliva, maíz o alazor—.

- Use quesos de leche desnatada en lugar de los preparados con leche entera.

- La leche de manteca tiene menos grasa que la leche entera y es un buen sustituto al hornear.

- En lugar de crema agria sobre su papa cocida, haga puré con una parte de leche de manteca sin grasa y cuatro partes de requesón bajo en grasa. También es bueno usar el yogur natural.

- Cocine el arroz, la pasta y las verduras sin sal ni grasa. Use salsas bajas en grasa o aderezos para darles sabor.

- El yogur bajo en grasa puede ser usado como sustituto de huevos y aceites en algunas comidas horneadas.

La alternativa de las ciruelas

Las ciruelas pasas en puré están siendo usadas en comidas horneadas. Una porción (diez ciruelas) tiene 6,6 gramos de fibra, menos de 1 gramo de grasa, es rica en potasio, beta-caroteno y pectina, y tiene difenilisatina (un laxante natural). La pectina ayuda a formar una película en las comidas horneadas, en la misma forma que lo hace la mantequilla. También retiene y mejora el sabor. Las ciruelas pasas son ricas en sorbitol, sustancia que atrae y retiene la humedad. El lekvar (un relleno de pastelería hecho de ciruelas pasas o albaricoques) puede ser usado como sustituto, o podría hacer su propio puré (se obtiene una taza utilizando 6 onzas de ciruelas pasas y 6 cucharadas de agua caliente en un procesador de alimentos). Asegúrese de remojar las ciruelas en el agua caliente antes de hacer el puré. Personalmente he tenido buenos resultados con galletas y tortas de chocolate, panecillos, y pan de jengibre.

Etiquetas

¿Cómo podemos saber lo que estamos comiendo? Leyendo las etiquetas. El ingrediente principal es listado inicialmente, y el resto sigue en orden descendente. Cuando lea etiquetas de pan, busque la palabra "entero". Esto indica grano entero, sin que haya sido separado el salvado y el germen.

El MSG (monosodium glutamate) es un químico que mejora el sabor al cual muchas personas son sensibles. Se encuentra en numerosos alimentos procesados (por ejemplo, en las verduras congeladas). Si no desea este químico en sus verduras congeladas, introdúzcalas en agua hirviente durante un minuto con sólo una pizca de sal. El potasio en el alimento neutralizará esta última. No adicione sal al cocinar. Lo mejor para la nutrición es consumir alimentos frescos. Pero, si debe usar verduras envasadas, elimine el sodio antes de cocinarlas.

Los nitratos son otro grupo de químicos usados en alimentos procesados. Principalmente se utilizan en carnes curadas. Muchas personas han descubierto que algunas de sus alergias son ocasionadas por los nitratos en la comida. Para neutralizar estos efectos negativos, tome jugo de naranja o consuma frutas ricas en vitamina C.

Colesterol no es una mala palabra

El colesterol es encontrado en muchos de los alimentos que comemos y es una sustancia necesaria para la salud y los tejidos corporales. Nuestro cuerpo también produce ciertas cantidades. Interviene en la formación de estrógeno, testosterona, hormonas suprarrenales y tejido nervioso, y metaboliza la vitamina D y la bilis (un químico interno necesario para la digestión de grasas). Como podemos ver, el colesterol es parte importante en nuestros requerimientos diarios. Si no ingerimos lo suficiente, nuestro cuerpo lo producirá.

Si tiene el problema de bloquear cosas en su vida, tales como relaciones o sentimientos, tal vez tenga la tendencia a comer alimentos que ponen obstáculos físicos en su cuerpo, los cuales pueden ser hechos de colesterol y grasas.

El colesterol puede pegarse a las paredes de sus arterias y venas, originando superficies ásperas. Mientras la sangre fluye a través de los vasos sanguíneos, las grasas y las células sanguíneas se pegan a estas superficies y construyen pequeñas barricadas. Finalmente, esta acumulación puede atascar todo un vaso sanguíneo. Esta ocurrencia en cualquier parte del cuerpo no conduce a una buena salud.

Otra instancia en la que el cuerpo produce exceso de colesterol es nuestra reacción al estrés. Cuando nos enojamos fácilmente, tendemos a permanecer agitados. Cualquier tipo de trastorno emocional prolongado, ya sea liberado o retenido interiormente, hará que la vesícula biliar produzca colesterol y lo vierta al organismo para que circule por el cuerpo. También aquí nuestra salud física depende de la salud mental. Sin duda alguna, la mente es muy poderosa y puede generar una fuerza destructiva o una curativa, la que escojamos.

Los carbohidratos

Los carbohidratos son la principal fuente de energía en el cuerpo. Cuando no están siendo usados para dicho propósito, son convertidos en grasas y almacenados en el organismo para suministrar energía posteriormente. Ellos deberían corresponder al 50 por ciento de nuestro consumo diario de alimentos.

Los carbohidratos complejos son superiores a los azúcares simples. Las moléculas de estos últimos son inmediatamente metabolizadas y producen excesos de azucar. Los carbohidratos complejos son hechos de cadenas químicas que se metabolizan más lenta y controladamente, y liberan energía a un ritmo más pausado. Estos carbohidratos son encontrados en alimentos naturales enteros, no en los refinados. Algunos ejemplos de dichos alimentos son los granos enteros, arroz, pasta, judías, papas, y una gran cantidad de verduras y frutas.

Los granos

Los granos son quizás los más versátiles de los carbohidratos complejos. Son una fuente de energía natural y muy ricos en fibra. Los granos enteros, con su alto contenido de fibra natural, ayudan a prevenir enfermedades cardiacas.

También son un depósito para nutrición. El grano se compone de tres partes con diferentes valores nutricionales:

Germen: El diminuto núcleo de la semilla que contiene vitaminas (entre ellas la E), aceites y proteína.

Endosperma: El feculento volumen que nutre el germen y contiene almidón y proteína.

Salvado: La envoltura que protege la semilla y contiene minerales, fibra, proteína y algunas vitaminas B.

El arroz es uno de los más populares granos usados alrededor del mundo como alimento básico. Si usted depende de él como gran parte de la proteína en su dieta, el arroz blanco pulimentado es su mejor elección. La proteína en él está más disponible para el cuerpo que en el arroz no pulimentado; pero asegúrese de consumir las vitaminas B que son perdidas en el arroz blanco, tales como riboflavina, niacina, piridoxina, y tiamina. En la sección sobre vitaminas de este capítulo puede encontrar más información acerca de los alimentos que contienen vitamina B.

Cuando preparo alimentos en el horno, me gusta usar diferentes granos para variar; utilizo trigo entero, avena, cebada, centeno, mijo, maíz azul, arroz y soja. Si lo desea, puede incluso mezclar algunas de estas harinas para explorar un nuevo mundo de recetas al hornear.

Proteína

La proteína es importante para el crecimiento y reparación de tejidos, pues cada célula del cuerpo está construida sobre una estructura proteica. El 20 por ciento de nuestra dieta debe ser proteína. Hay básicamente dos tipos usados por el cuerpo: vegetal y animal. La proteína vegetal es rica en carbohidratos complejos y fibra, y baja en grasa. Estos nutrientes ayudan a bajar los niveles de colesterol en la sangre. Las arvejas y fríjoles secos contienen hasta un 20 ó 25 por ciento de este tipo de proteína.

El otro tipo proviene de animales. Las proteínas animales más bajas en grasa se encuentran en peces, mariscos, pollo o pavo despellejado, productos lácteos y carne bajos en grasa. La proteína animal contiene un mejor equilibrio de aminoácidos, que a su vez son la base de las proteínas. Nuestro cuerpo puede producir todos menos ocho de los veintidós aminoácidos usados para crear proteína; por consiguiente, los faltantes deben ser obtenidos del alimento que comemos. Son llamados aminoácidos "esenciales" porque son fundamentales para la producción de proteína.

Las verduras y los granos suministran sólo una parte de los aminoácidos esenciales, pero pueden ser combinados para formar la cadena completa. Los granos son pobres en lisina y ricos en metionina, y con los fríjoles pasa lo contrario. La arveja, el fríjol y el maní secos son las más ricas fuentes de proteínas vegetales. Los granos recomendados son arroz, trigo, maíz, cebada y avena. La proporción ideal es una parte de legumbre (judías o arvejas secas) para dos partes de granos. La avena es más rica en proteína que cualquier otro grano, y la más fácil de preparar. Puede ser cocinada como cereal, usada en ensaladas o rociada sobre la comida.

No causemos un mal olor

Muchas personas experimentan problemas con gases por comer fríjol seco. Los gases son formados como un derivado de la digestión. Hay formas de reducir o eliminar los químicos del fríjol que crean el gas. Muchos aderezos y grasas usados en la preparación de fríjoles ayudan en el proceso digestivo, contribuyendo de este modo a solucionar el problema. Algunos de estos aderezos son el comino, el culantro y la asafétida. También está la alternativa de remojar los fríjoles, cambiar el agua, y remojarlos de nuevo.

Vegetales versus carne

Ha habido y probablemente siempre habrá mucha controversia entre vegetarianos y no vegetarianos. En mi caso, comencé a sentirme mal con la carne roja hace años; dejé de comerla porque no estaba de acuerdo con las condiciones y el tratamiento de los animales en los mataderos.

Las personas que consumen poca carne (o nunca lo hacen) tienden a tener menos incidencias de cáncer, enfermedades cardiacas, presión sanguínea alta y osteoporosis. Algunos vegetarianos sintieron que disminuyeron sus dolores de cabeza y estaban mentalmente más alerta, después de eliminar la carne de sus dietas.

Para algunos la carne roja es nutritiva. Si usted suele comerla, reduzca el contenido de grasa usando los cortes más magros que incluyen filete de vaca, carne asada, solomillo, jamón, chuletas de cerdo, pierna de cordero, filete y chuletas de ternera. En mis recetas uso pechuga o muslo de pavo en lugar de carne de res o cerdo. El pavo también puede ser usado para reemplazar la carne de res en platos como chile y espaguetis. Yo soy creativa con mis aderezos y pienso que el sabor es incluso mejor que el de la carne roja.

La carne de pavo es una forma de proteína muy versátil y nutritiva. Contiene vitaminas B, hierro, zinc y otros minerales. Cuando removemos la piel del pavo, su contenido de grasa en menor que en el pollo. También tiene un 50 por ciento menos que la carne de res.

La soja en el mundo

La soja tiene proteína de muy alta calidad y es baja en colesterol y triglicéridos. Su versatilidad es demostrada en productos lácteos, tofu e incluso hamburguesas. Campos de soja pueden producir hasta veinte veces más proteínas que los mismos terrenos usados para criar ganado.

El tofu es un producto de la soja que ha sido usado en Asia durante muchos años como una excelente fuente proteica, pero sólo ahora está ganando popularidad en las culturas occidentales. Es muy rico en proteína vegetal, hierro y calcio; su contenido de grasa es mínimo, no tiene colesterol, y sólo contiene una traza de sodio. Al no tener por sí mismo mucho sabor, el tofu sabe a lo que se prepare con él. A mí me gusta mezclarlo en la ensalada de atún para sándwiches. Aumenta el volumen y la nutrición de la mezcla y todos creen que es clara de huevo picada.

Prácticamente hay innumerables formas de usar tofu en nuestra dieta. Puede ser usado en aliños de ensalada o como pasta para untar. Un gran aliño de ensalada se obtiene mezclando tofu, aceite, jugo de limón, hierbas y especias. El tofu puede ser freído, revuelto con verduras, o usado en caldos. Sirve para reemplazar el queso en platos al horno y es excelente en postres. Se encuentra disponible en cualquier tienda de comestibles grande.

El queso

Los productos lácteos también contienen proteína. El queso y el yogur tienen interesantes efectos curativos. El primero ayuda a proteger los dientes estimulando el flujo de saliva. También inhibe la producción de ácido, que corroe el esmalte dental. Entre los más protectores se encuentran el queso de Cheddar, el Monterey y el Suizo.

El yogur es ideal para restaurar la flora bacterial en los intestinos, especialmente después de un ataque de diarrea. Si está tomando antibióticos, es buena idea consumir mucho yogur. ¿Por qué? Porque muchos antibióticos eliminan las bacterias naturales encontradas en los intestinos, y los cultivos vivos del yogur ayudan a restaurarlas.

Este producto lácteo también contribuye en la curación de fuegos en la boca o los labios, y disminuye los niveles de colesterol.

Fibra

Antes del siglo XX, generalmente las personas comían una gran cantidad de fibra vegetal. La falta de fibra en nuestra dieta es lo que ahora ayuda a precipitar enfermedades "modernas", incluyendo condiciones cardiacas, intestinales, y problemas en la vesícula biliar.

No al estreñimiento

Hoy día, el hombre moderno consume muchos alimentos refinados. Una dieta rica en esta clase de comida puede conducir a problemas como el estreñimiento. Estar estreñido conduce a una mayor presión dentro del cuerpo. Esta presión puede causar una hernia, hemorroides, várices y diverticulitis (inflamación del intestino grueso).

Cuando el vientre no es evacuado quedan atrapadas ciertas toxinas causantes de cáncer. Estas toxinas, incluso sin ser cancerígenas, afectan el funcionamiento de todo el cuerpo, especialmente el cerebro. El estreñimiento también puede causar la reproducción de bacterias no naturales dentro del tracto intestinal, lo cual origina la inflamación del tejido de esta área. Para evitar este problema, es necesario consumir suficiente fibra en la dieta y cambiar la mentalidad. Observe dónde puede estar reteniendo algo en su vida.

El salvado mal consumido

Durante un tiempo, muchas personas se unieron al consumo de "salvado" con desastrosos resultados. Algunos ingirieron grandes cantidades con poca agua, lo cual promueve la acumulación de una sustancia dura en el intestino grueso, que posiblemente debe ser removida quirúrgicamente. Con sólo adicionar fibra a la dieta en forma de salvado no se obtiene el resultado deseado. Es necesario incluir el grano entero para que todos sus componentes puedan actuar juntos como lo destina la naturaleza

Otras fibras importantes

Una de las más útiles fibras en nuestros alimentos es la pectina. Es encontrada en muchas de las partes comestibles de frutas y verduras. Las manzanas tienen gran cantidad de esta sustancia (y las manzanas secas contienen pectina concentrada). Cualquiera que haya enlatado mermeladas o jalea está familiarizado con su cualidad gelatinosa. En el tracto intestinal, la pectina absorbe agua y mejora la evacuación del vientre. Otra de las interesantes cualidades de la pectina es su poder para capturar muchos químicos tóxicos, tales como los ciclamatos; los elimina del cuerpo en las evacuaciones.

Otra fibra natural usada como laxativo es la cáscara de semilla de silio. Su capacidad para absorber grandes cantidades de agua la hace buena para aliviar el estreñimiento o la diarrea. En el caso del estreñimiento, adiciona humedad a un duro y seco material que debe ser evacuado. Durante un ataque de diarrea, absorbe el exceso de agua en el desecho líquido. Este producto puede ser encontrado en la mayoría de tiendas especializadas en alimentos saludables.

La vida es fibra

Hay dos tipos principales de fibra: insoluble y soluble. La primera ayuda a que los alimentos atraviesen el intestino; y la segunda origina un aumento lento del azúcar en la sangre y una distribución uniforme de la energía, además de ayudar a bajar los niveles de colesterol. La fibra soluble también forma un gel que se une al colesterol y sale del cuerpo.

El fríjol seco es una de las mejores fuentes de fibra, ya que no tiene colesterol y la grasa es mínima. El arroz no pulimentado tiene tres veces más fibra que el arroz blanco. También posee más vitaminas B, hierro, magnesio y zinc. Para aprovechar la buena nutrición de los alimentos ricos en fibra, debe consumir porciones pequeñas de carne y aumentar los granos y las verduras en sus platos. A propósito, las personas acostumbradas a "papa y carne" deben tener en cuenta que todos los tipos de papas son ricos en fibra; lo que engorda es lo que se suele colocar sobre ellas.

Otros vegetales con alto contenido de fibra son el apio, los hongos, y toda la familia del col, incluyendo el coliflor, el brécol, los bretones y el colirrábano. También contienen sulforfanol, conocido por mejorar la capacidad de las células para protegerse del cáncer.

Cuando vaya a hornear utilice recetas con grano entero. En la harina blanca procesada, el 80 por ciento de los nutrientes se pierden, y usualmente sólo son reemplazados cuatro de ellos —tiamina, riboflavina, hierro y niacina—. Hay diferentes harinas de grano entero en el mercado. ¡Ensaye algo diferente y experimente!

Ejercicio constante

Otro aspecto importante de la eliminación regular de desechos es el ejercicio constante, que ayuda a tonificar todos los músculos del cuerpo, incluyendo los internos. El tracto intestinal es precisamente un gran músculo. Para que se mantenga funcionando apropiadamente, debe estar sano y en buena forma. El movimiento del cuerpo le da a los órganos internos una especie de masaje. Tomando una adecuada cantidad de líquido no sólo mantenemos hidratado el cuerpo, también ayudamos a que los desechos estén suaves y húmedos. Como parte del sistema de supervivencia del organismo, el agua es reabsorbida del intestino grueso.

Cuando no tomamos suficiente agua, el cuerpo siente que debe reabsorber cada onza que pueda. Lo hace extrayendo el líquido del material de desecho, volviéndolo de este modo seco y duro, lo cual conduce al estreñimiento. El agua también sirve para limpiar el cuerpo de adentro hacia afuera. La adición de jugo de limón ayuda al hígado en su cualidad desintoxicante.

No se de por vencido

Mientras está leyendo esto, probablemente piensa en hacer algunos cambios en su dieta. La clave es hacer todo con moderación, pues nuestro cuerpo usualmente puede manejar la mayoría de cosas de esta manera. Para minimizar ciertos alimentos en su dieta, este es un consejo útil de cómo hacerlo exitosamente: no es necesario renunciar completamente a un producto; con el tiempo dejará de satisfacerle y su gusto habrá cambiado.

Al trabajar en la reducción de peso corporal, los consejos precedentes funcionan muy bien. También debe tener en cuenta otros factores, tales como comer a horarios regulares. Cuando usted omite comidas, especialmente desayuno y almuerzo, usualmente tendrá más hambre después y puede comer en exceso.

El ejercicio diario ayuda a mantener su metabolismo activo con un ritmo uniforme. Un metabolismo estable quema más calorías sin producir altibajos en sus niveles de energía.

Alimento en la mente

Hay otros factores que involucran nuestros hábitos alimenticios. Las hormonas y sus ciclos afectan el apetito de muchas mujeres. Diez días después de la ovulación, hay un aumento de progesterona y una disminución de estrógeno en el cuerpo. Este cambio en los niveles hormonales aumenta el apetito y hace que muchas mujeres ingieran más grasa, azúcar y sal. Estas sustancias ayudan a contribuir a los síntomas del síndrome premenstrual. Para ayudar a aliviar la mayoría de síntomas de dicho trastorno, es necesario consumir más granos y verduras frescas durante la segunda mitad del ciclo menstrual.

Los alimentos también afectan los químicos en el cerebro. Consumir carbohidratos puros, como fruta y pasta, estimula un químico en el cerebro conocido como serotonina. Esta sustancia tiene un efecto calmante y nos ayuda a dormir. Consumir carbohidratos puros sin proteína produce somnolencia. Por otro lado, comer alimentos ricos en proteína aumenta la vivacidad.

Ingerir lecitina pura, encontrada en yemas de huevo, órganos y otras carnes, puede aumentar en el cerebro el nivel de un químico conocido como acetilcolina. Algunos estudios muestran que niveles más altos de dicho químico mejoran la memoria.

La angustia interfiere con el sistema nervioso parasimpático que controla el proceso digestivo. Este proceso incluye la secreción de ácido clorhídrico, y secreciones del páncreas, enzimas digestivas, hígado y bilis. Cuando algo interfiere con este sistema, sus alimentos no son digeridos apropiadamente. Luego, las grasas y toxinas del inadecuado metabolismo se acumulan en el organismo, y el resultado son gases, hinchamiento y rescoldera. Uno de los desagradables efectos colaterales de comer o beber muy rápido es el hipo, que se encarga de paralizar momentáneamente el esófago para que lo hagamos más despacio. Es un mecanismo protector.

Vitaminas y minerales

Los alimentos que consumimos principalmente contienen proteínas, grasa y carbohidratos, y hay un pequeño porcentaje (aproximadamente el 2 por ciento) de sustancias alimenticias indispensables para la vida: vitaminas y minerales. Estos químicos son vitales para un cuerpo bien alimentado. Ayudan a convertir en energía los alimentos que comemos, y son necesarios para regular la actividad eléctrica en el sistema nervioso y mantener la piel saludable.

Muchas drogas reducen las vitaminas y los minerales del cuerpo. La aspirina merma la vitamina C y los diuréticos eliminan una variedad de minerales. Si va a tomar medicamentos durante un tiempo, pregúntele al doctor qué alimentos necesitará para suplementar su dieta.

El alcohol también empobrece rápidamente las vitaminas del cuerpo. El procesamiento comercial de cítricos destruye al menos el 30 por ciento de la vitamina C útil. Las frutas y verduras son mejores crudas o ligeramente cocidas. Las siguientes son sugerencias de cocción y preparación para conservar vitaminas y minerales:

- Cuando prepare frutas o verduras, no las remoje ni pele partes comestibles. Córtelas lo menos posible y hágalo inmediatamente después de cocinarlas. Una superficie expuesta causará la disipación de vitaminas y minerales valiosos.

- Descongele alimentos y utilice sus jugos; éstos contienen muchas vitaminas y minerales.

Minerales valiosos

Calcio: Es bien sabido que el calcio constituye la base de nuestra estructura esquelética. Pero muchas personas no saben que ayuda a mantener normal la presión sanguínea y a prevenir el cáncer en el colon. Se ha descubierto que los efectos protectores de este mineral en productos lácteos, neutralizan el sodio y el colesterol. Los alimentos lácteos tienen vitamina D, la cual nos ayuda a absorber el calcio. Busque esto en alimentos "fortificados". El calcio sin vitamina D es de poco uso para el cuerpo. Para quienes se preocupan por la osteoporosis, el ejercicio vigoroso tres veces a la semana ayudará a que los huesos reabsorban el calcio del torrente sanguíneo.

Ricas fuentes de este mineral son los productos lácteos, verduras hojosas, perejil, brécol, fríjoles, tofu, y salmón enlatado con los huesos.

Cobre: Dietas bajas en cobre pueden conducir a un aumento del colesterol.

Los alimentos que lo contienen son carnes de órganos, legumbres, granos, ostras y otros crustáceos.

Hierro: Necesario para la producción de glóbulos rojos. Es el elemento que lleva el oxígeno en la sangre a los tejidos corporales. Además, existe la posibilidad de que niños con deficiencia de hierro tengan una mayor tendencia a absorber plomo, y esto puede conducir a un envenenamiento por dicho metal. Para ayudar a absorber el hierro en las verduras, cómalas con vitamina C, que es encontrada en tomates, pimentones y papas. También es de ayuda consumir menos carne, pescado o pollo.

Los alimentos ricos en hierro son la carne roja, pescado, aves de corral, semillas, fríjoles, brécol, verduras hojosas, tofu, albaricoques y pasas.

Potasio: Muchas personas no saben que el potasio ayuda a neutralizar algunos de los dañinos efectos del exceso de sodio en el cuerpo. De nuevo, vemos que la naturaleza tiene sus propios controles y equilibrio. Los sustitutos de la sal, que son hechos de potasio, no son la mejor elección para quienes secretan potasio en exceso —personas con riñones deteriorados o diabetes, y ancianos que toman medicación anti-inflamatoria no esteroide—. El sodio es necesario en el organismo. Junto con el potasio ayuda a regular el latido del corazón, los fluidos corporales y la actividad eléctrica.

Los alimentos ricos en potasio son los melones, bananos, frutas y jugos cítricos, papas, arveja y fríjol secos, tomates, frutas secas, zanahorias, hongos, albaricoques, sandía, ruibarbo, y todas las variedades de verduras.

Trazas de elementos: Estos son minerales muy pequeños pero esenciales. Ayudan a mantener intacto el sistema inmunológico, regulan la presión sanguínea, y reducen el colesterol en la sangre. Entre estos minerales están el zinc, el cobre, el magnesio, el cromo y el selenio.

Las trazas de elementos se encuentran en la mayoría de frutas y verduras.

Zinc: Una carencia de zinc en la dieta puede ocasionar un mal funcionamiento de las papilas gustativas, y los alimentos pueden no ser tan agradables como antes. En personas mayores, la falta de este elemento parece producir un ciclo de inapetencia y mala nutrición.

Entre los alimentos ricos en zinc están las ostras, peces, fríjol de media luna, nueces y granos enteros.

Las vitaminas

Vitamina A: Es esencial por muchas razones, incluyendo la visión, la piel, y la resistencia a las infecciones. El betacaroteno, que forma vitamina A en el cuerpo, ayuda a proteger las células de los radicales libres. El licopeno es otro carotenoide que incluso es mejor que el betacaroteno para atrapar radicales libres. Es el pigmento rojo encontrado en los tomates, pimentones, toronjas rosadas y sandías.

Los alimentos ricos en vitamina A y betacaroteno son todas las verduras, zanahorias, pimentones, albaricoques, cantalupos, mangos, fríjol fresco y arveja.

Las vitaminas B: Hay varias vitaminas B sobre las cuales se han escrito libros enteros. Son necesarias para la función y el mantenimiento de casi cada parte y órgano del cuerpo. Un buen ejemplo es el ácido fólico, el cual ayuda a regular el crecimiento celular. Niveles bajos de ácido fólico es encontrado en algunos adultos con comportamiento senil. La deficiencia de vitamina B12, que es asociada con el envejecimiento, puede ser debida a la poca producción de ácido estomacal. Esto hace que las bacterias en el estómago usen la B12. Las deficiencias vitamínicas pueden también ir de la mano con algunas de las actitudes negativas asociadas con el envejecimiento.

Los alimentos ricos en vitaminas B son los espárragos, bananas, salvado, brécol, bretones, cantalupos, col, maíz sobre el zuro, requesón, fríjol seco, arvejas, hígado, jugo de naranja, lechuga romana, espinaca cruda, pasas, hongos, y yogur.

Vitamina C: Piel y encías sanas, y la prevención del resfriado común se asocian usualmente a esta vitamina. También es muy importante para la coagulación sanguínea. Los retoños son muy ricos en vitamina C. Tienen 12 por ciento más proteína que las semillas de las que provienen, tres a diez veces más vitamina B, y poseen un alto contenido de vitaminas A, E y K. Tienen una gran cantidad de clorofila en sus hojas. Lo mejor de todo es que pueden ser cultivados orgánicamente en su casa. Las semillas buenas para retoños son los fríjoles, arvejas, alfalfa, trigo, centeno, avena, cebada, rábano, girasol, soja y alholva.

En adición a los brotes, los alimentos ricos en vitamina C son las verduras hojosas, pimentones, agrios, kiwi, albaricoques, papas, coliflor, espárragos, y arvejas y fríjoles frescos.

Vitamina D: Esta vitamina fortalece huesos y dientes, y es necesario para el corazón, los nervios y la glándula tiroides.

Los alimentos ricos en vitamina D son las yemas de huevos, el hígado y la leche.

Vitamina E: Es uno de los componentes esenciales de las paredes celulares, especialmente en el corazón y los pulmones. Los fumadores deberían siempre complementar sus dietas con esta vitamina.

Los alimentos ricos en vitamina E son las verduras oscuras, frutas y nueces.

Vitamina K: Es esencial para la coagulación de la sangre.

Los alimentos ricos en esta vitamina son las verduras hojosas, hígado de res, yogur y harina de avena.

Alimentos curativos

Durante cientos de años, antes del advenimiento de la medicina moderna, las hierbas y los alimentos eran usados para la curación. Incluso hoy día, muchas personas confían en los poderes curativos naturales que nos ha dado la madre naturaleza. Para muchos, estos remedios funcionan mejor que las medicinas químicas. Los alimentos naturales no interfieren con el sistema inmunológico natural del cuerpo y no tienen efectos secundarios perjudiciales. Trabajar con estos alimentos también es parte del importante proceso de hacernos responsables de nuestra salud. Cuando tomamos esta iniciativa, damos a nuestro cuerpo un poderoso mensaje. Es un mensaje de autocuración y puede poner en movimiento muchas de las acciones curativas del organismo. Algunos de los más comunes alimentos usados para mantener la salud son listados a continuación.

Ajo: No sólo es uno de mis aderezos preferidos, también es de los más versátiles alimentos curativos. Puede ser consumido para muchos problemas, desde presión sanguínea alta hasta infecciones. El ajo ha sido un alimento básico en la medicina oriental durante miles de años. Es utilizado como diurético, una sustancia que promueve la urinación, y alivia edemas simples. El ajo sirve de tónico vigorizante y antibiótico.

La aliina es una sustancia encontrada en el bulbo, de la cual se obtiene la alicina, un poderoso agente antibiótico. Usada de esta forma, no afecta el sistema inmunológico del cuerpo como sí lo hacen muchos antibióticos artificiales. Está documentado que hay menos casos de tuberculosis en Sandong, una provincia de China, donde se consume más ajo que en cualquier otra parte del país. Las cualidades antibióticas de este alimento pueden ser rápidamente absorbidas por el torrente sanguíneo, colocándolo directamente sobre una cortadura o herida.

En la India, el ajo es actualmente usado para ayudar a disolver coágulos de sangre en personas con enfermedades cardiacas. Hace esto incrementando la actividad fibrinolítica (la capacidad de la sangre para romper coágulos en los vasos sanguíneos).

Investigadores norteamericanos también han descubierto las ventajas cardiovasculares del ajo. En grupos de personas que se les dio libremente ajo, a diferencia de grupos que no lo consumieron, aumentó la actividad fibrinolítica hasta un 130 por ciento en personas sanas y un 96 por ciento en quienes recientemente habían tenido ataques cardiacos.

El ajo también es utilizado para trastornos comunes tales como síntomas de resfriado, cólicos en bebés, tos, diarrea crónica, y problemas en los senos óseos de la cara. Ha sido empleado para purgar perros y promover la buena salud intestinal en todos los animales.

Albaricoques: Estos hermosos frutos son una maravillosa fuente de betacaroteno.

Arándano agrio: El jugo y las bayas de este fruto son una ayuda médicamente aceptada para personas con problemas crónicos de los riñones y la vesícula. También puede ser usado como aplicación local para el tratamiento de hemorroides.

Azúcar: Hace muchos años vi por primera vez el uso medicinal del azúcar en un pequeño hospital de Ohio. La empleábamos en pacientes que tenían úlceras de decúbito abiertas. El remedio funcionaba bien. Pero sólo recientemente descubrí la teoría detrás de esto: las bacterias no crecen bien en el azúcar, y los gránulos irritan el tejido de la piel para estimular nuevo crecimiento y curación.

Berro: El jugo fresco de hojas de berro es usado para tratar muchos tipos de problemas cutáneos, desde infecciones hasta acné.

Cebolla: Este es otro bulbo usado para tratar muchos problemas. Todos los vegetales bulbosos pueden emplearse para el tratamiento y la prevención de enfermedades cardiacas. Son útiles para bajar los niveles de colesterol y triglicéridos. También reducen la acumulación de bloques sanguíneos que causan la formación de placas dentro de las arterias, y son excelentes para limpiar el sistema digestivo. Las cebollas son usadas en Asia como diuréticos y para el tratamiento de presión sanguínea alta.

Cerezas: Consumidas diariamente, las cerezas han demostrado aliviar el dolor de la gota.

Chocolate: Contiene una sustancia que puede ser usada para hacer que los riñones excreten más fluido del cuerpo. También ha sido utilizado para relajar tejido muscular liso en personas con asma, permitiéndoles respirar más fácilmente.

Clorofila: Esta es la sangre de la planta y también es muy útil para las personas. Se puede tomar o usar tópicamente. La clorofila puede ayudar a curar problemas cutáneos, y tiene propiedades anticancerígenas. Para muchos, es una ayuda digestiva y combate la caries dental. Un gran número de mujeres la usan también como ducha vaginal contra las tricomonas.

Col: Esta planta ha sido usada por curadores durante siglos. Actualmente, muchas personas usan jugo recién exprimido como tratamiento para úlceras estomacales. El col es también una gran fuente de fibra.

Coliflor: Este vegetal produce un aumento en la actividad enzimática, lo cual ayuda a limpiar del cuerpo contaminantes químicos.

Kiwi: El kiwi contiene ácido proteolítico, que descompone el colesterol en el cuerpo. También es muy rico en fibra.

Maíz: El té de seda de maíz es usado como diurético. En Europa y Asia es empleado para problemas en los riñones y la vesícula.

Manzanas: A menudo son usadas como laxante porque tienen un efecto purgante en el cuerpo. Hay ciertos químicos, encontrados naturalmente en las manzanas, que ayudan a que el cuerpo se libere de toxinas. Estas toxinas pueden acumularse en el organismo provenientes de nuestro entorno y de los alimentos que comemos. Los asiáticos usan manzanas para limpiar el hígado, el colon, el bazo y los riñones. Comer manzanas al natural también reduce la placa de los dientes. También son una buena fuente de boro, que puede ayudar a prevenir la descalcificación de los huesos. Para una total limpieza corporal, Edgar Cayce, autor de libros sobre curación natural, recomienda una dieta de tres días con manzanas, seguidas por dos cucharadas de aceite de oliva en el último día.

Papaya: Este fruto contiene una poderosa enzima que ayuda a desinfectar heridas y mejora la digestión. Recomiendo la forma concentrada para personas con problemas de gases, hinchamiento, rescoldera y halitosis.

Pepino: Recientemente se descubrió que el pepino tiene una enzima que ayuda a que el colesterol pase rápidamente a través del cuerpo sin ser absorbido.

Pimiento: Puede reducir la tendencia de la coagulación sanguínea en las arterias y estimular las membranas mucosas en el sistema respiratorio, lo cual ayuda a aliviar la congestión.

Piña: Tiene una enzima llamada bromelaina, una buena ayuda digestiva. Actúa en los vasos sanguíneos reduciendo la inflamación y evitando la acumulación de bloques. Ayuda a personas con enfermedades coronarias.

Remolacha: Para quien tiene problemas de hígado, la remolacha le ayudará a limpiar las toxinas filtradas en él. Estas toxinas pueden provenir de medicinas, aire o alimentos procesados.

Uvas: El jugo de uvas puede ser usado como desinfectante para cortaduras o abrasiones de la piel. Al igual que las manzanas, también contiene boro, que puede ayudar a prevenir la osteoporosis.

Vaccinios: Muchas personas han usado vaccinios para tratar exitosamente la diarrea. Las zarzamoras también tienen gran parte de estas propiedades antidiarreicas.

Vinagre: Ha sido usado por muchas personas para problemas tales como picaduras de insectos, pie de atleta, caspa, hiedras venenosas, dolor de garganta, quemaduras, dolor de muelas, y picaduras de medusa.

Jugos naturales

Los jugos de frutas y verduras son una maravillosa forma de trasladar la fuerza vital de la planta a nuestro cuerpo en forma concentrada. Los nutrientes y las propiedades curativas de los jugos son absorbidos directamente por el torrente sanguíneo desde el tracto intestinal. Los siguientes son algunos de los jugos que uso para mantener una buena salud:

Jugo de zanahoria: Para la salud en general, artritis y úlceras.

Jugo de remolacha: Para limpiar y desintoxicar el hígado.

Jugo de verduras oscuras: Para suministrar calcio y tener huesos fuertes y músculos sanos.

Preparación de los alimentos

La preparación es muy importante de la nutrición. Quiero mostrar algunos de mis descubrimientos y consejos útiles para preparar y servir comidas más saludables. Empecemos con los utensilios: sartenes refractarios, sartenes con agujeros, espumadera, parrillas, y vaporizadores de verduras. Estos implementos están diseñados para ayudarle a eliminar la mayor parte de las grasas usadas al cocinar.

La variedad es el condimento de la vida

Los métodos para cocinar son muy importantes. Se dividen en dos categorías: los que conservan los nutrientes y los que los desperdician. Los primeros incluyen asar, estofar, hornear, freír con movimiento, cocinar a presión, usar el microondas y cocinar al vapor. Los métodos que desperdician nutrientes incluyen asar al carbón, freír profundamente, hervir y tostar.

Cuando freímos a profundidad adicionamos grasa al alimento. El intenso calor involucrado en este proceso también destruye valiosos nutrientes —incluso la resistente vitamina A—. Aunque hay mucha controversia respecto a usar el microondas, yo disfruto esta práctica. No calienta mi cocina durante meses de verano, y la rápida cocción conserva nutrientes y reduce la cantidad de grasa cruda en el producto terminado. Con un más rápido descongelamiento, los nutrientes no se descomponen tanto, y las carnes preparadas en el microondas contienen más altos niveles de proteína porque no se tuestan. Cuando esto sucede, la proteína no es absorbida por el sistema digestivo. Use toallas de papel para absorber la mayor parte de la grasa de carnes como el tocino.

Un largo estudio hecho en la Universidad de Cornell mostró que las verduras cocidas con una cucharadita de agua retenían hasta el 100 por ciento de su contenido vitamínico. Cuando son hervidas retienen sólo de un 40 a 60 por ciento, porque las vitaminas solubles escapan en el agua. Si usted hierve verduras en la estufa, use una muy pequeña cantidad de agua y cocine hasta que estén apenas quebradizas. Para variar, ensaye cocerlas a fuego lento. Son bajas en calorías y ricas en vitaminas y potasio.

Al preparar alimentos en ollas de arcilla, recipientes plásticos, papel aluminio y papel apergaminado, se eliminan las grasas y retienen los jugos. Si va asar, hágalo en un recipiente que permita drenar la grasa. Los hornos de convección, que usan circulación de aire caliente, ayudan a reducir las grasas y son más eficientes que los eléctricos.

A muchas personas les gusta el sabor de la comida asada a la parrilla. Con las nuevas parrillas a gas disponibles actualmente, esta práctica se ha vuelto muy popular. Aprenda la forma más eficiente de usarla, para que no queme los alimentos. Una buena costumbre es envolverlos en papel aluminio o colocarlos en una sartén. Personalmente prefiero mezclar la carne, las verduras y diferentes tipos de caldos, obteniendo una deliciosa y nutritiva comida.

Escalfar es otro método de cocer carnes, pescado o pollo. Me gusta hacerlo usando una variedad de líquidos, desde jugos vegetales hasta vinos. También ensayo diferentes aderezos frecuentemente, y uso hierbas, especias, limones, verduras y vegetales bulbosos.

Sienta la diferencia

Hay muchos trucos para obtener deliciosas comidas mientras se reduce la grasa y la sal. Cocinar con alcohol es una sabrosa alternativa para la sal, y la mayor parte de él se evapora de cinco a diez segundos. También puede sazonar con mostaza Dijon, pimienta, hierbas frescas, especias y vinagres aromatizados. Al adobar las carnes antes de cocinarlas mejora el sabor sin sal. Todos tenemos diferentes gustos en las comidas; sabemos si algo nos agrada después de probarlo.

Controle su dieta

¡El factor más importante en su dieta es usted! Hágase cargo de ella. Decida lo que va a comer, luego qué acompañará sus alimentos. Puede tomar mejores decisiones preparando sus propias comidas y consumiendo menos. Cada vez más restaurantes sirven alimentos frescos en forma natural, pero aún son escasos. Comer fuera es placentero, especialmente para quienes no les gusta cocinar o no tienen tiempo, pero preparar nuestras propias recetas nos da más control sobre los alimentos que deseamos consumir. Si lo hace, es posible que con el tiempo ya no desee ir tanto a restaurantes.

Adorne su comida. Hágala lucir apetecible. Use diferentes alimentos y combinaciones para hacer más placentera cada nueva comida. No tiene por qué limitarse a las mismas cosas todos los días. Tampoco debe comer sólo lo que su madre solía preparar. Entre más varíe sus alimentos mayor gusto tendrá por comer.

Saboree todo lo que coma. Bendígalo y tenga la certeza que le hará algún bien al cuerpo. Coma con sensibilidad y pensamiento positivo. Ahora que ha descubierto las maravillosas propiedades curativas de los alimentos, viva con salud y buen apetito.

10

....

Ejercicio

HAY MUCHAS RAZONES para hacer ejercicio, pero usualmente todas convergen a una razón principal: es absolutamente esencial para la salud y el bienestar.

Buenas excusas

Para las mujeres, especialmente las mayores, el ejercicio vigoroso al menos tres veces a la semana, ayudará a conducir el calcio a los huesos. Para quienes tienen problemas de peso, ejercitándose aumentarán su metabolismo y quemarán esas libras sobrantes. Para personas con presión sanguínea alta, el ejercicio ayuda a que los músculos de las piernas estimulen las venas largas, haciendo que la sangre retorne al corazón.

Para la estresada población de nuestro planeta, el ejercicio es una gran válvula de alivio que libera ansiedad, frustración e ira. Además, es un tiempo ideal para pensar y meditar.

Estas son sólo algunas de las maravillosas razones para hacer ejercicio. Las personas deben decidir por sí mismas los beneficios que obtendrán de él. También deben ubicarlo en su lista de prioridades.

Para muchos, el ejercicio es una maravillosa experiencia. Disfrutan el flujo continuo de adrenalina, que es una sensación mucho mejor que cualquier droga, pues aparece con un sentido de realización y satisfacción personal.

Haga ejercicio

Otras personas pueden aborrecer el ejercicio y verlo como un desperdicio de energía. Para ellas, es algo monótono y doloroso. Hay quienes simplemente no les gusta sudar. Como puede ver, la percepción de cada individuo es diferente.

Muchas veces usted se sentirá muy cansado para ejercitarse, especialmente si está comenzando. Sin embargo, entre más constante sea el ejercicio, más energía tendrá. Encontrará que las glándulas suprarrenales se acostumbran a producir adrenalina, especialmente si se ejercita a la misma hora todos los días. Cuando no lo hace, no hay razón para la adrenalina y energía extra.

Adoptar un programa de ejercicios

La premisa es: usted debe ser honesto consigo mismo y decidir si necesita ejercitarse o incrementar la cantidad de ejercicio que está haciendo. Después de esta valoración y con la ayuda de meditación, visualización y afirmaciones, comience su propio programa de ejercicios. El trabajo mental positivo que haga le ayudará a cambiar su actitud hacia el ejercicio y lo hará físicamente más fácil para usted.

Afirme diariamente cuánto disfruta ejercitarse y lo bien que se siente. Visualícese caminando vigorosamente y sienta la energía fluyendo a través de su cuerpo. Esto pronto se convertirá en una imagen muy positiva, y su actitud puede cambiar hasta el punto de realmente anhelar la hora de ejercicios.

Entre más enfoque su ejercicio con una visión positiva, y mayor sea su concentración, más provecho físico sacará de él. Este es otro paso en el proceso de hacernos cargo de nuestra salud. ¡Disfrútelo!

11

······································

Hierbas curativas

PROBABLEMENTE LA CURACIÓN con hierbas es tan antigua como el tiempo mismo. Las personas han usado los regalos de la tierra para curar sus cuerpos y mentes durante mucho tiempo. Hay registros escritos sobre uso herbal que datan del año 5000 a. de C., y muchas culturas civilizadas han utilizado la curación natural de la tierra a través de los siglos.

La curación natural con hierbas es aún usada en la mayor parte del mundo. La medicina china confía firmemente en remedios herbales, enfocándose en la prevención y el fortalecimiento del sistema inmunológico. Por desgracia, la mayoría de filosofías médicas en nuestra cultura occidental, parecen ir en contra de la naturaleza en lugar de trabajar con ella, manejando las energías del cuerpo para que ayuden en la curación natural.

Desde tiempos antiguos, las culturas chinas, egipcias, griegas e hindúes han utilizado todos los aspectos del cuerpo, la mente y el espíritu para facilitar una curación total de la persona. Creen en la vida moderada, la dieta, el ejercicio, la meditación y estar en contacto con el ser interior y en armonía con la naturaleza.

Las plantas abren y ayudan a las fuerzas
curativas dentro de nosotros.

Gran parte de la medicina moderna está basada en las plantas. La penicilina, probablemente la más famosa, es derivada del moho, un organismo vivo. El extracto de rauwulfia es un componente de la reserpina, droga usada para bajar la presión sanguínea. El digital es hecho de la dedalera y muchos lo han usado para problemas cardiacos.

La alternativa de la curación herbal

Para muchas personas, el uso de hierbas como ayuda curativa es un paso natural lejos de los químicos de la medicina moderna occidental. Aunque los medicamentos actuales se basan en hierbas, parece que cuando las estructuras químicas son convertidas en algo antinatural, el cuerpo pronto empieza a rechazarlos. Esta es una de las principales razones por las que muchas personas han adoptado formas alternativas de curación.

Los cuerpos de muchos de nosotros están rechazando cada vez más las preparaciones químicas. Yo he tenido muchas reacciones a los químicos, y desde que sé que hay otras alternativas para la salud, las hierbas se convirtieron en una elección lógica para mí.

Cada vez más, la comunidad médica ha tenido en cuenta las hierbas, y ahora muchos investigadores comienzan a observar sus poderes curativos.

Los diversos usos de las hierbas

Las hierbas son usadas de muchas formas para facilitar la curación. Pueden emplearse para hacer que el cuerpo limpie sus toxinas orinando, transpirando, defecando, estornudando, tosiendo, salivando, expectorando o vomitando. La función de la echinacea es ayudar a estimular el sistema inmunológico. Las hierbas pueden conservar o incrementar la energía del cuerpo. También calman o estimulan el sistema nervioso. Tienen sustancias para construir y nutrir el cuerpo. Muchos de sus nutrientes son más concentrados y útiles para el cuerpo que los suplementos artificiales de vitaminas y minerales. Pueden estabilizar órganos y sus sistemas para mantener el cuerpo equilibrado y saludable.

Un buen ejemplo del uso tradicional de hierbas es la práctica de comer pimientos por parte de personas que viven en climas cálidos. Estas plantas calientan el cuerpo y afectan la circulación incrementando el flujo sanguíneo en los capilares cercanos a la superficie de la piel. Esto hace que el calor del organismo sea expuesto a la piel, donde la evaporación del sudor enfría el cuerpo.

La hierba como planta

Creo que la más significativa contribución de una planta es la transferencia de su energía vital para ser usada curativamente. Por supuesto, el otro lado de la moneda es la aceptación de esa energía por parte de la persona que necesita ser curada. La planta misma realmente no hace la curación, sólo abre y apoya la maravillosa fuerza curativa dentro de nosotros. Debemos hacer el resto; aceptar la energía y la curación, y resolver cualquier cosa que nos incite a manifestar la enfermedad inicialmente.

Usted y la hierba

El uso de hierbas ha evolucionado a través de la meditación, la experimentación, y la conciencia de la planta y nuestros seres interiores. Usted también tiene la capacidad de aprovechar esta misma información y conciencia. Leer libros sobre hierbas es una buena forma de conocer las plantas que pueden ser dañinas. Lo ideal es aprender todo lo referente a la hierba y sus propiedades, vibración y efectos sobre diferentes partes del cuerpo. Además, escuche lo que su cuerpo le dice en la meditación.

Nuestro cuerpo sabe cuál hierba es buena y qué tanta debe ser tomada. El uso de hierbas es individual para cada persona, pues reaccionan en forma diferente en cada cuerpo. Por esta razón muchas reacciones de las hierbas no pueden ser concretadas y documentadas cuando son observadas en ratas de laboratorio.

Cuando recomiendo hierbas a personas, no siempre puedo decirles la cantidad exacta que deben tomar. Doy pautas y las aconsejo para que dejen que su conciencia interior les diga cuánto tomar. Siempre he confiado en mis "sensaciones" para tales asuntos, y nunca he recibido información errónea.

El siguiente caso es un ejemplo de "escuchar el cuerpo": había estado tomando cáscaras de semilla de silio diariamente para limpieza intestinal durante un período de dos a tres meses. Un día, mientras preparaba el remedio, sentí que mi cuerpo dijo "suficiente", y en ese momento dejé de tomar la hierba. No podía ignorar una sensación tan fuerte.

Al trabajar con hierbas se deben tener en cuenta algunas cosas. Si usted toma demasiado de algo, o lo hace por mucho tiempo, puede experimentar reacciones secundarias o inmunidad a los efectos de la sustancia. Estos efectos secundarios son usualmente los síntomas exactos que ésta desea tratar. Esto es cierto, especialmente en las medicinas químicas. Cuando trabajé en un hospital, siempre supe si un paciente se intoxicaba con cierta droga, ya que empezaba a manifestar los mismos síntomas que se estaban tratando. Esto es especialmente cierto en el caso de drogas cardiacas. Parecen mostrar los más rápidos y dramáticos síntomas.

En la bibliografía he listado libros que uso para remedios herbales, los cuales recomiendo enfáticamente. Si desea utilizar las hierbas, le sugiero leer y experimentar. La mayoría de plantas son benignas y sólo ayudan en el proceso curativo, pero, como ya se dijo, cada cuerpo es diferente y la posibilidad de una reacción siempre está latente. Al usar las hierbas la palabra clave es "moderación". Demasiado de algo puede ser perjudicial.

Si realmente desea utilizar hierbas, le recomiendo que encuentre una fuente donde las cultiven con la mayor pureza, o cultívelas usted mismo. De esta forma, estará seguro que no fueron usados químicos en el cultivo y procesamiento de la planta. A continuación voy a compartir algunas de las hierbas y combinaciones que he usado y visto usar exitosamente por otras personas.

Tenga en cuenta que esta no es una guía de remedios herbales, sino una información ofrecida para hacerlo consciente de los potenciales benéficos de las plantas en el cuerpo humano.

Historias de las hierbas

Ajo: Esta es probablemente una de las más versátiles y antiguas plantas curativas. Sus cualidades antibióticas pueden ser usadas prácticamente en todo el cuerpo. En Asia y muchas partes de Europa, el ajo es utilizado como tratamiento para la presión sanguínea alta. Muchas personas en los Estados Unidos han encontrado que el ajo hace un mejor trabajo controlando la presión sanguínea sin los efectos secundarios de las drogas convencionales. No es recomendado para quienes tienen condiciones inflamatorias, fiebres y sangre delgada. Las cápsulas y el extracto de ajo no deben ser usados durante el embarazo o la lactancia.

Albahaca: Esta es una maravillosa hierba que uso más en la cocina que para curación. Es buena para náuseas y dolor de cabeza, y es tan segura que ha sido usada por madres lactantes para aumentar su leche y mejorar la digestión del bebé. Si está embarazada o amamantando, no ingiera más de la cantidad diaria de albahaca recomendada; no permita que los niños la usen internamente.

Alfalfa: Esta es una planta llena de vitaminas y minerales. La he usado como un antihistamínico natural, cada vez que hay trastornos por exceso de histamina, como alergias, artritis, úlceras, o un problema inflamatorio.

Tuve una amiga cuyo esposo había estado recibiendo durante muchos años inyecciones de cortisona en su hombro para tratar la bursitis. Las inyecciones sólo ayudaron un corto período de tiempo, luego el dolor regresó. Le sugerí que tomara tabletas de alfalfa todos los días por al menos cuatro semanas. Antes de finalizar el mes de tratamiento, por primera vez en años, estaba libre del dolor. La alfalfa funcionó para este hombre sin los devastadores efectos secundarios que la terapia con cortisona puede ocasionar al cuerpo.

Hubo un tiempo en que aceptaba los resfriados y el drenaje de los senos óseos. Empecé a tomar alfalfa y ésta eliminó el flujo de moco sin ninguna de las reacciones adversas de los antihistamínicos químicos.

Para la mayoría de mis pacientes con úlceras o problemas estomacales, usualmente recomiendo clorofila o jugo de áloe. Sin embargo, algunas personas encuentran que la alfalfa preparada en té funciona muy bien para ellas con su efecto antihistamínico. Después de todo, algunos de los más costosos medicamentos para la úlcera son en su mayor parte antihistamínicos.

Alholva: Esta hierba tiene muchos usos, desde aliviar los intestinos, hasta promover la producción de leche materna. He usado las semillas preparadas como té para la congestión del pecho. Puede ser utilizada como cataplasma sobre furúnculos o llagas para extraer desechos. No ingiera semillas si está embarazada.

Áloe: Esta es una planta que puede hacer milagros. La uso para todo, desde cortaduras, quemaduras, salpullido, picaduras de insectos, malestar estomacal y úlceras, hasta la limpieza del cuerpo. Hay cierta controversia respecto al uso del áloe internamente, debido al hecho de que hay pocas regulaciones sobre la extracción de su gel. Yo no he tenido problemas al ingerirlo, y ninguno de mis pacientes ha experimentado efectos adversos. Para mayor seguridad, usted puede hacer el extracto, embotellarlo y guardarlo en el refrigerador, donde permanecerá fresco. Si es usado en grandes dosis, el áloe puede causar calambres intestinales y diarrea.

Camomila: Esta es una hierba antigua y de las más suaves conocidas actualmente. Uno de sus mejores usos, y el que más recomiendo, es como sedativo. Es especialmente buena para bebés con mal carácter. La he preparado como té directamente en el biberón. También es útil para mujeres que experimentan síntomas del síndrome premenstrual. Algunas personas han mostrado reacciones alérgicas a la camomila, así que, ensáyela inicialmente en muy pequeñas cantidades. No la tome por largos períodos de tiempo. Las mujeres embarazadas deben consultar al doctor antes de usarla.

Consuelda: Esta es una planta muy poderosa. Es ampliamente usada como cataplasma para curar heridas, efectiva como anti-inflamatorio, y puede ayudar en caso de quemaduras, picaduras, cortaduras y torceduras. También la he usado en mis pacientes mayores como compresa externa para aliviar el dolor en articulaciones. La consuelda no es recomendada para uso interno en mujeres embarazadas o lactantes. No debe ser utilizada sobre la piel intacta durante períodos prolongados de tiempo. Recientes investigaciones confirman que contiene alantoína, un agente que estimula el crecimiento o la proliferación celular. Esto la hace útil para curar heridas, pero algunos estudios indican que ciertos alcaloides tomados en grandes cantidades pueden ser carcinogénicos.

Echinacea: Esta es una hierba muy recomendada para personas con síntomas de resfriado o gripe, o en cualquier momento que se sienta necesario estimular el sistema inmunológico. La echinacea es una hierba nativa americana, pero los chinos se han impresionado tanto con ella, que la han adicionado a muchas de sus medicinas herbales. Ya que actúa principalmente en el sistema inmunológico, es beneficiosa para neutralizar infecciones bacteriales y virales. No debe ser usada por personas inmuno-comprometidas.

Eufrasia: Esta hierba es igual de efectiva usada interna o externamente. De forma externa se ha usado para aliviar la irritación de ojos inflamados y promover una mejor visión. También he sabido de personas que la han ingerido para aumentar su capacidad visual.

Frambueso (hoja): Antes de aprender las técnicas de relajación y visualización, usé este té para ayudar a aliviar mis calambres menstruales. Durante años, las mujeres chinas y europeas lo han tomado durante el embarazo a fin de prepararse para el parto.

Ginseng: Esta hierba tiene maravillosas propiedades curativas. Los chinos la han usado durante mucho tiempo para fortalecer el cuerpo y aumentar la resistencia a la infección. Contiene sustancias similares al estrógeno; por consiguiente, ofrece una forma más natural de tratar desequilibrios de esta hormona causados por la menopausia. También ha sido usada para la senilidad, diabetes, anemia, problemas estomacales y dolores de cabeza. El ginseng se conoce por su capacidad para subir la presión. Si usted sufre de hipertensión, consulte al médico. Las mujeres embarazadas deben usarlo con cautela.

Hierba gatera: Esta hierba ha sido disfrutada por los gatos durante años, pero también tiene muchos beneficios para las personas. La he recomendado a quienes tratan de dejar de fumar; les calma el sistema nervioso y los ayuda a atravesar el período inicial del proceso. Es muy buena para apaciguar la intranquilidad general. No debe ser usada por mujeres embarazadas.

Ipecacuana: Esta hierba es usada en hogares y salas de emergencia de hospitales como agente para inducir el vómito en caso de envenenamiento. No la use en grandes cantidades, ya que puede causar vómitos incontrolables y dolor gástrico.

Jengibre: Esta es otra hierba muy versátil. El jengibre es originario de la China, donde ha sido ampliamente usado por la gente corriente, curadores profesionales y no profesionales. También se utiliza para resfriados y síntomas de gripe, pues es útil en la eliminación de moco. Se dice que calienta y fortalece órganos vitales, y ha sido usado para resacas y debilidad general del cuerpo. Las compresas se emplean para aliviar dolores corporales, artritis y calambres menstruales. Un baño de pies y masajes con aceite de jengibre promueve una mejor circulación en el cuerpo. También sirve para aliviar problemas de indigestión y gases en el intestino grueso. Las cápsulas de jengibre no deben ser tomadas durante el embarazo. Las personas con cálculo biliario deberían consultar un médico antes de usar las cápsulas.

Marrubio: Recuerdo que de niña, mi madre me daba pastillas de marrubio para la tos cuando estaba resfriada. En ese tiempo no sabía que eran una antigua preparación herbal; sólo veía que funcionaban. Entre otros usos del marrubio está quitar la fiebre, servir como laxante, aliviar la picazón y erupciones cutáneas y expulsar gusanos. No lo ingiera si está embarazada.

Matricaria: Esta hierba ha sido usada por doctores para el tratamiento de jaquecas, e incluso, fue discutida en una de las más importantes revistas médicas. La acción antiinflamatoria de la matricaria también es buena para la artritis. No la ingiera si está embarazada o lactando.

Perejil: Una de las plantas más nutritivas. Está lleno de vitaminas A y C, calcio, tiamina, riboflavina y niacina. El perejil es excelente para desintoxicar el hígado y el torrente sanguíneo en general. Los europeos lo usan como un refrescante bucal después de comer. También puede ser utilizado como laxante o diurético; por consiguiente, si tiene problemas renales, evite grandes cantidades. Las mujeres embarazadas no deben ingerir más de la cantidad recomendada, debido a su efecto sobre el hígado y los riñones.

Poleo: Esta planta es uno de los mejores repelentes de insectos que conozco. Yo uso el aceite mezclado con champú de bebé como jabón anti-pulgas para mis gatos. Usted puede también frotar las hojas frescas sobre su cuerpo para repeler insectos. No es recomendado ingerir poleo, especialmente si se trata de una mujer embarazada o lactante. El uso interno puede causar diarrea y perjudicar el hígado y los riñones. Recomiendo que sólo lo utilice externamente como repelente.

Rábano picante: He usado y recomendado esta hierba durante años para limpiar los senos óseos de la cara. Otros usos han sido aliviar la congestión del pecho y dolores musculares. Como con muchas de las plantas, no exceda los niveles alimenticios normales. Los niños menores de cuatro años pueden tener problemas para digerir el rábano picante. Si tiene trastornos renales o inflamación gástrica, no debe ingerirlo, a menos que sea autorizado por su doctor.

Sello dorado (raíz): Esta hierba tiene efectos antibióticos y antisépticos. Una vez conocí a una señora que la utilizó para salvar la vida de su perro después que el veterinario se dio por vencido. El sello dorado puede ser tomado como té, o aplicado externamente como polvo sobre una herida. Puede causar hipertensión. Debe ser usado con cautela. El uso prolongado no se recomienda. El sello dorado no debería ser utilizado por mujeres embarazadas o lactantes.

Uva ursi: Esta hierba también es llamada gayuba. Le agradezco haberme liberado del cíclico uso de antibióticos. Su utilización es segura en caso de problemas urinarios prolongados y no interfiere con el sistema inmunológico. Usualmente, la tomo como extracto, pero las hojas completas pueden ser masticadas para un rápido alivio de una dolorosa infección de la vejiga. Si tiene problemas renales graves, no debe usar esta hierba. Las grandes dosis o el uso a largo plazo pueden causar trastornos estomacales e irritación digestiva y gastrointestinal. Las mujeres embarazadas no deben usar uva ursi.

Valeriana: Esta hierba funciona bien como relajante muscular y del sistema nervioso. La he suministrado con seguridad a adultos, niños, bebés y gatos. Los niños muy pequeños no responden prediciblemente a la valeriana. Absténgase de usarla en ellos.

Los diversos regalos de Dios

Esta es sólo una pequeña muestra de hierbas disponibles y sus acciones. Algunas pueden ser combinadas para diferentes resultados; otras pueden emplearse solas. También se usan como té, cataplasmas, aceites para infusión o masajes, baños, ungüentos, linimentos, compresas, jarabes, lociones, supositorios y polvos. El jardín curativo de la naturaleza es prácticamente ilimitado en lo que ofrece.

Muchas comidas con hierbas también se incluyen en este maravilloso repertorio y son cubiertas en la sección de alimentos. Las hierbas son un gran medio para entrar en contacto con la naturaleza. Son algunos de los maravillosos regalos de Dios para la humanidad, los cuales deben ser usados con amor y respeto. Usted también puede abrirse al maravilloso mundo del amor a través de las plantas.

Como profesional de la salud, veo muchas personas que no mejoran con prescripciones y tratamientos médicos. El uso de remedios herbales puede ser un gran cambio que estimula el poder personal y conduce a una forma de vida más saludable.

Como cualquier producto, natural o sintético, hay algunas precauciones que se deben tener en cuenta con las alternativas herbales. La mayoría tienen que ver con mujeres embarazadas y lactantes. Algunas hierbas pueden ser perjudiciales si son tomadas en grandes dosis o por períodos largos de tiempo. Igualmente, combinar productos herbales con drogas de prescripción puede alterar su efectividad.

Mientras repasa las hierbas que hemos discutido, tenga en cuenta que actúan como drogas en el organismo y deben ser usadas con cautela y con un pleno conocimiento de todos los ingredientes y posibles efectos secundarios.

12

El poder del tacto

HAY UN TIPO de curación alternativa que puede ser familiar para muchos de nosotros, pero en formas diferentes. Se trata de la curación con las manos. Algunos la han visto en escenarios religiosos o han sido expuestos a ella en el folklore, y otros la han visto en televisión o revistas. De cualquier forma, la curación con las manos es una experiencia muy interesante y útil.

El tacto humano

El tacto de la mano humana origina muchas percepciones y sentimientos. Para quienes han tenido experiencias negativas al ser tocados, puede ser algo desagradable. Estas personas necesitan hacer una intensa curación interior para aprovechar los beneficios del tacto positivo. Para la mayoría de nosotros, el tacto humano es positivo y alentador. Esta sensación comienza en el nacimiento con el vínculo físico, mental y emocional de un bebé y sus padres.

Algunos de los numerosos estudios hechos sobre el tacto humano revelan que éste puede aumentar la hemoglobina (parte de la sangre que porta el oxígeno) en el cuerpo. El sistema inmunológico también puede ser estimulado por el acercamiento amoroso y compasivo de la persona que aplica la terapia. El tacto puede aliviar el dolor a través de la liberación de endorfinas, que son sustancias semejantes a la morfina producidas por nuestro cuerpo.

Otros efectos físicos en el organismo son la ayuda en el flujo venoso y linfático por todo el cuerpo y el estiramiento de los músculos. El tacto es muy beneficioso para reducir el estrés y promover la relajación, y contribuye en la eliminación de toxinas del cuerpo.

Muchas investigaciones han demostrado los efectos negativos que puede tener la privación o la falta de caricias hacia los niños y bebés. Algunos se vuelven totalmente introvertidos, excluyendo cualquier contacto real con el mundo exterior. De este modo, sin duda alguna, el tacto es muy importante para el crecimiento y desarrollo humano en cualquier edad.

Mi técnica

Mi método preferido para hacer tacto terapéutico se ha desarrollado durante un período de tiempo con continuo aprendizaje y crecimiento. Esta técnica funciona mejor para mí ahora; sin embargo, mañana podría probar algo nuevo e integrarlo en el proceso curativo.

Lo primero que hago en una sesión de tacto terapéutico es concentrarme visualmente en mis chakras. Luego, visualizo la parte superior de mi cabeza abierta, y una luz blanca que del universo entra a ella y fluye en todo mi cuerpo para finalmente salir por mis manos. Luego me sintonizo en la energía de la persona para establecer una conexión telepática, y coloco mis manos a una pulgada de la superficie de su piel en el área afectada. Usualmente puedo sentir calor o un hormigueo. Luego, empiezo a hacer movimientos de barrido para eliminar la vibración dolorosa que emerge del área.

El siguiente paso es involucrar a la persona. Le digo que libere el dolor. Le pido que lo visualice saliendo de su cuerpo directo hacia el suelo.

Ejemplos útiles

Por supuesto, dependiendo de las circunstancias del dolor, puede haber mucho más involucrado con la liberación de éste. Daré dos ejemplos:

En una ocasión me encontraba equilibrando la energía corporal y haciendo una curación general de una señora, cuando encontré un dolor agudo en su estómago. Le pregunté si lo sentía y ella lo confirmó. Luego le pedí que visualizara el área llena con luz rosada y liberara mentalmente el dolor. Después de la sesión, nos dimos cuenta que necesitaba trabajar en muchos asuntos de su vida que requerían curación. Estos asuntos se manifestaban en el área del plexo solar. Este comportamiento es frecuentemente la causa de úlceras.

Otra persona con la que trabajé, estaba más abierta y dispuesta a explorar la fuente de su dolor inmediatamente. Estaba experimentando intensos espasmos musculares en su espalda, y el dolor era tan fuerte que necesitaba un bastón para pararse derecho y caminar. Mientras barrí el campo de energía dolorosa, hablamos de cuándo y por qué se inició el problema. Me dijo que había estado sentado al frente de su computador tratando de establecer el costo de una maquinaria que había perdido. Él hizo esto con mucha ira y resentimiento. Luego estuvo de acuerdo en que debía liberarse del incidente, para que de este modo desaparecieran los sentimientos negativos. Empecé a hacerle masajes fuertes y pude sentir cómo los músculos se volvieron blandos y flexibles bajo mis dedos. El paciente se sintió mucho mejor y estuvo dispuesto a liberar por completo el incidente.

Más de una forma

Aunque siempre he tenido la habilidad de trabajar con curación telepática, mi interés aumentó hace algunos años cuando leí un libro sobre tacto terapéutico escrito por Dolores Krieger. Su técnica, que involucra nivelar un campo energético desbalanceado y equilibrar el cuerpo, es simple y ahora está siendo enseñada en muchas escuelas de enfermería en todo el país. En sus enseñanzas está el concepto de la necesidad de la compasión humana, que nos permite ayudar a los demás. Como resultado, las enfermeras cada vez son más conscientes del impacto que tiene su tacto sobre los pacientes.

Las terapias de tacto incluyen el masaje terapéutico y la acupresión. Algunas escuelas establecen hasta 1200 horas de estudio e instrucción práctica para la certificación o graduación. Algunas de sus materias pueden incluir los siguientes métodos:

Kinesiología y palpación: El estudio de los músculos y su funcionamiento.

Effleurage: Técnica de masaje. Aquí las manos se deslizan sobre la piel con presión firme y uniforme. Este método de tacto es usado para encontrar áreas de dolor o tiesas, o proveer un movimiento pasivo de estiramiento muscular.

Petrissaje: Técnica de masaje. Un movimiento de amasado en los músculos para "extraer" cualquier tejido o desecho celular que se acumule en un músculo que no es usado frecuentemente.

Acupresión: Terapia que involucra el uso de la presión con el dedo pulgar, la mano o el codo sobre un punto en el cuerpo. Estos puntos usualmente corresponden a los puntos de acupuntura, y están diseñados para estimular ciertas actividades curativas, como el alivio del dolor.

Polaridad: La técnica de equilibrar las energías que fluyen a través del cuerpo.

Para dar credibilidad profesional al terapeuta y asegurar una buena terapia, la mayoría de estados en los Estados Unidos requieren licencia a todos los practicantes. Pronto será necesaria también la certificación a nivel nacional.

Preguntar "¿por qué?"

"¿Por qué manifesté esto inicialmente?". Consciente o subconscientemente, o por cualquier razón, nos hacemos dicha pregunta. Por supuesto, se requiere de gran honestidad y a veces una profunda búsqueda del alma para encontrar la razón. También recuerde que mientras usted crece y se desarrolla, cambian sus percepciones de la vida. Si manifestó un dolor de espalda por alguna razón estando joven o adulto, esa misma manifestación puede ser debida a una causa diferente posteriormente.

Recuerde que debe amar

Cada vez que trabaje con alguien usando el tacto, recuerde que debe hacerlo con amor y compasión. No se preocupe por lo que ha originado el problema de la persona, ni tampoco la juzgue. Esto sólo interferirá con la transferencia de energía curativa. Está usando energía negativa por juzgar las acciones de una persona, e inhibiendo, de este modo, el flujo de la luz blanca curativa que usted puede canalizar.

13

El proceso de envejecimiento

SIEMPRE ESTOY A la expectativa de enriquecer mi vida. Una noche estaba viendo en televisión un especial de la estación pública nacional que me hizo pensar acerca del proceso de envejecimiento. Es sorprendente lo obsesionada que está la sociedad con el hecho de envejecer. Parece que estamos en una cultura orientada a la juventud. Personalmente, no tengo problema alguno con el proceso natural de envejecer. Para mí, se trata de una parte de nuestras vidas y experiencias en este plano terrenal, como nacer y crecer.

Nadie debe tener temor de vivir de los treinta a los ochenta años, más que del nacimiento a los treinta años de edad. Tener miedo a envejecer sólo empeora las cosas. El temor de algo le da fuerza al posible suceso. Si tenemos un miedo mórbido de ser asaltados en el parque, probablemente eso experimentaremos; pero, si somos conscientes de que el universo nos protege, no tenemos nada que temer.

Ruedas de entrenamiento

Podríamos pensar que debería haber más aprensión en la transición del nacimiento a los treinta años de edad. Por ejemplo, observemos todos los cambios del cuerpo que experimentamos. Usualmente no podemos reconocer una persona de veinte años en su fotografía de bebé, y los cambios mentales y emocionales son aun más poderosos que los físicos. Crecer no es lo más fácil que hacemos en la vida, pero no vemos ningún niño de cinco años buscando la forma de impedir la llegada de la pubertad.

Por el contrario, la mayoría de niños no hayan la hora de "crecer" y convertirse en adultos. Irónicamente, cuando estamos jóvenes queremos ser mayores, y al estar viejos deseamos ser jóvenes de nuevo.

El envejecimiento es un área gris

Por alguna razón, la sociedad nos dice que la época dorada comienza en la adolescencia y termina a los cuarenta años. Si somos mayores de cuarenta, estamos envejeciendo. Por esto se desarrolla el temor. La mayoría de personas ven el envejecimiento como el inicio de enfermedades, senilidad, debilidad y soledad. Esta es la imagen mostrada en los medios de comunicación y es lo que las personas han creado para sí mismas.

No tiene que ser de esa forma.

Hay muchas personas que disfrutan el retiro del mundo laboral, o han preferido no seguir en él. Para algunos, esta es la época más creativa y satisfactoria de sus vidas. En la última parte de la vida la mayoría de obligaciones y responsabilidades han sido cumplidas y la persona puede seguir los sueños que ha tenido durante tanto tiempo. De nuevo:

El mundo en que vivimos, es lo que hemos creado.

Mi padre y un amigo suyo están en los setentas, pero usted nunca lo sabría con sólo mirarlos. Tienen la apariencia de tener veinte años menos y la actitud de personas de treinta. No han adoptado la idea de "voy a sentarme a esperar la muerte". Si lo hacen, eso es exactamente lo que sucederá. Por supuesto, también he encontrado personas en sus treintas con esta actitud resignada.

Usted es mi sol

Viviendo en el Sur de Florida, estoy constantemente expuesta a personas mayores, y he encontrado diferentes tipos. Los que tienen la mejor actitud son, desde luego, los más felices y saludables. La mayoría se han mudado a esta tierra soleada por una razón específica, y cuando no hay sol, ellos mismos lo crean.

Han aprendido muchas lecciones maravillosas en su vida y las usan al máximo. Estas son también las personas cuyas edades no pueden ser adivinadas. La mayoría no tienen el "síndrome del envejecimiento". No alimentan en su madurez una de las más poderosas emociones: *el temor*. Algún día la gente se dará cuenta que:

Temerle a algo le da el poder de materializarse.

Al otro lado de la moneda están quienes desean envejecer. Usan el proceso de envejecimiento como algunos lo hacen con las enfermedades; lo toman como excusa y forma de control para manipular a los demás, especialmente a los miembros de su familia y amigos. El control sobre otras personas es sólo una ilusión..

Debemos mirarnos internamente con honestidad
y ver cómo manifestamos nuestra realidad.

Un poco de prevención

La prevención es el nombre del juego de la salud en cualquier momento. Esto es especialmente cierto cuando se trata de un cuerpo maduro; la prevención es la mejor forma de envejecer agradablemente. Cuidarnos diariamente mientras disfrutamos la vida es una manera ideal de prevenir muchos problemas de la vejez.

Una nueva experiencia gustativa

Una dieta bien balanceada con un mínimo de alimentos procesados y alcohol, muchas frutas al natural, verduras y fibra, y mucho líquido, se hacen cargo del cuidado de su organismo. Una dieta rica en vitaminas y minerales es favorable para todas las partes del cuerpo, incluyendo el cerebro.

Probar buena comida es uno de nuestros mejores pasatiempos. Sin embargo, hay muchas personas mayores que no pueden apreciar el sabor de algunos alimentos. Pierden el interés por comer y empiezan la espiral descendente hacia la desnutrición. La buena noticia es que el zinc es un suplemento nutricional que puede estimular las papilas gustativas y brindar una nueva perspectiva en la vida, o al menos en lo que comemos. Sin el zinc, las papilas no pueden diferenciar sabores, y por consiguiente nada es apetecible. Este elemento es esencial para personas mayores en otros aspectos. Los diabéticos que incrementan su ingestión de zinc y cromo pueden requerir menos insulina. Además, los suplementos de zinc han salvado a muchos hombres de innecesarias cirugías de próstata.

También es muy importante el lugar, el tiempo y la forma en que comemos. El acto de comer en cualquier edad no debe ser estresante. Debe ser en una hora relajada del día. Intuitivamente sabemos qué patrones alimenticios funcionan mejor para nosotros y qué disfrutamos más.

Limpieza

La atención a la buena higiene es tan importante para la salud, como lo es comer para la supervivencia. Algo de sol, jabón, agua y, si lo desea, una ligera capa de maquillaje, harán más para su expresión facial que todas las costosas cremas e inyecciones del mundo. El fumar causa arrugas; si lo está haciendo y le preocupa el resultado, deténgase. Vístase cómodamente para todos los tipos de clima. Vestirse en estilos clásicos más jóvenes a menudo ayuda a personas mayores a sentirse rejuvenecidas, así que esté abierto a las nuevas modas.

Un respiro de aire fresco

El ejercicio regular, así sea caminar tres veces a la semana, es muy bueno para todo el cuerpo. Usted puede ejercitarse solo o con otras personas en deportes y actividades de grupo. Ambas opciones son muy beneficiosas para su bienestar. Una buena sesión de ejercicios, tres veces a la semana, es esencial para introducir de nuevo el calcio en los huesos, donde pertenece. Sin duda alguna, mantenerse activo es una de las más seguras formas de impedir el "síndrome del envejecimiento".

Los antiácidos son otra dificultad en lo que al calcio se refiere, porque hacen que el cuerpo secrete fósforo de los huesos.

Manténgase ocupado

Para permanecer activo, haga algo para usted mismo o interésese por una actividad. Lea, tenga aficiones, sea creativo, o tome clases en la universidad o instituciones públicas. Involúcrese más con su familia y la comunidad.

Un comportamiento que no puedo entender es que personas mayores se reúnan para hablar de sus problemas médicos. Si se le da mucho énfasis a un problema, con seguridad afectará adversamente a la persona afligida.

Actualmente, veo muchas personas mayores enclaustradas en sus casas. Parecen no tener nada mejor para hacer que mirar a quienes las rodean y pasar el resto del tiempo quejándose de lo que han visto. No hay razón para este comportamiento —¡salga de casa y haga algo!—.

Envejezca como el vino

También hay que considerar la autovaloración en el proceso de envejecimiento. Pienso que entre más nos amemos a nosotros mismos, más cuidamos nuestro cuerpo y mente, sin importar la edad que tengamos. Los médicos dicen que cuando envejecemos, decrece nuestro sistema inmunológico, conduciendo a innumerables problemas de salud. Si nos amamos a nosotros mismos podemos evitar potenciales complicaciones.

Algunas personas piensan que por ser mayores ya no son ciudadanos de primera clase. De nuevo tocamos el concepto de autovaloración. La carencia de este sentimiento bloquea los sistemas corporales, y uno de los primeros en ser afectados es el inmunológico. Observe todas las personas mayores alegres y saludables a su alrededor, y empezará a darse cuenta que la felicidad y un cuerpo sano, una actitud positiva y una gran autoestima van de la mano. Siempre deberíamos tener una actitud amorosa y positiva —sin importar nuestra edad—. Juzgar a los demás, especialmente a los jóvenes, y resentirse por las acciones de otras personas, son sentimientos y emociones que ahogan el amor natural sentido por nosotros mismos o nuestro entorno. Muchas veces vemos en las personas cosas que nos disgustan; sin embargo, mucho de este comportamiento ya lo hemos superado y no queremos recordarlo. Debemos reconocer este hecho, estar orgullosos de haber crecido en sabiduría y pensamiento, y permitir que los demás aprendan sus lecciones.

Más que animales domésticos

Los animales son a menudo una fuente ignorada de amor y buena voluntad. He visto que personas mayores desesperanzadas vuelven a sentirse vivas cuando una mascota suave y peluda entra en sus vidas. Un animal es un ser que lo amará incondicionalmente y al cual usted puede también amar.

Las mascotas pueden proveer un propósito en la vida. En muchos centros de vivienda en la Florida prohíben los animales domésticos. Son muchas las razones para dicha prohibición, pero principalmente se consideran molestos. Una mascota bien cuidada es una molestia sólo para quienes quieren verla como tal.

El no permitir que ancianos solitarios tenga una mascota sólo les empeora su situación. Los animales domésticos tienen la capacidad innata de prender la chispa del amor y la compañía en quien se encuentra solo; y sí, es cierto el antiguo adagio, "entre más amor damos, más amor recibimos.

Ejercitar la mente

Me rehúso a aceptar la excusa de que una persona mayor no puede aprender algo nuevo. El cerebro no empieza a deteriorarse por el envejecimiento, pero sí pierde eficiencia por la falta de uso.

Lo que no se usa se pierde.

Nuestra memoria es tan buena como queramos que sea. Conocí una mujer mayor de noventa años que podía decir el nombre de todos los presidentes de Estados Unidos en orden. También podía recitar casi la totalidad de poemas que había escrito a lo largo de su vida, que en realidad eran bastantes. Ella era amorosa y cálida, tenía muchos amigos y siempre expresaba palabras cariñosas a quien se encontraba. No aceptaba el concepto de deterioro mental.

Actualmente, hay muchos libros escritos específicamente sobre gimnasia mental. Compre unos dos, trabaje con ellos, y ensaye algunas de las sugerencias en sus hijos o nietos. La senilidad parece ser un gran temor basado en el mito de que las células cerebrales mueren cuando envejecemos. El cerebro tiene un número infinito de posibilidades para funcionar. Trate de trabajar con algo del 87 por ciento que dicen que nunca usamos.

Muchas veces, la senilidad es debida a una deficiencia nutricional, drogas o depresión. Todas estas posibilidades deben ser observadas antes que alguien ingrese al "hogar de parientes viejos".

El cielo esperará

Estoy en desacuerdo con la forma en que los medios de comunicación y las asociaciones médicas promueven pensamientos negativos acerca del envejecimiento. Usualmente empiezan con frases como, "ahora que usted es mayor y todo se derrumba". Para mí, esto sugiere visiones de un brazo desprendiéndose o una vesícula biliar cayendo en el piso estrepitosamente. No dejo que nadie ponga en mi cabeza esos pensamientos. Las personas se derrumban en la medida que quieran. ¿Qué tanto nos han programado este tipo de pensamiento? No importa. No lo acepte. ¡Empiece hoy la reprogramación!

Trabajar en hospitales en el Sur de Florida durante varios años me ha dado la posibilidad de hablar con cientos de ancianos. Los que padecían menos problemas médicos, básicamente tenían la misma actitud —positiva—. Sienten que la vida es un desafío y que aún hay muchas cosas que hacer. No tienen tiempo para sentarse y repetir una y otra vez los problemas de sus vidas. De hecho, la mayoría no considera tener problemas, sólo desafíos y experiencias de aprendizaje. Adoptan la misma actitud frente a los años que pasan como lo hacen con los demás aspectos de sus vidas, están dispuestas a estar felices cada momento el tiempo que les queda.

El miedo a morir

Otro temor que se extiende en las personas mayores es el de morir. Sin importar las creencias que una persona pueda tener respecto a la vida después de la muerte, es una realidad que debemos finalmente enfrentar. Tengo un pensamiento sobre el asunto:

*En lugar de estar pendiente de
la muerte, disfrute la vida.*

Recuerde que los pensamientos son hechos, y si estamos creando escenarios en nuestra mente, pronto los crearemos en la realidad tridimensional. Visualice cosas hermosas que le están sucediendo. Vea el mundo como algo maravilloso y, por encima de todo, ámese a sí mismo.

Un buen libro

En el mercado hay actualmente muchos libros buenos sobre el proceso de envejecimiento. Uno de los mejores que he leído fue escrito con la colaboración de Prevention Magazine. Su título es *Aging Slowly*, y contiene gran información de cómo vivir saludablemente a cualquier edad.

*Sólo nosotros podemos cambiar
las cosas en nuestras vidas.*

Sólo nosotros podemos responsabilizarnos de tener una vida positiva y saludable. No dependa de otra persona para lograrlo. Los demás tienen sus propias responsabilidades y un camino que seguir. Nosotros creamos nuestra propia realidad.

Cualquier cosa en que creamos será realidad.

Si creemos que adoptar una actitud positiva y amorosa nos traerá el sentimiento de juventud fuera de los sueños, esa será nuestra realidad.

Esta es la razón de la existencia del ser humano
—aprender todo lo que podamos y usar el
conocimiento para nuestro crecimiento personal—.

14

··

La salud de los animales

MUCHAS DE LAS mismas técnicas curativas usadas en personas, también funcionan en animales. Ellos son criaturas amorosas, naturalmente no tienen problemas de autovaloración, y pueden ser fieles a las personas incondicionalmente. Esto hace fácil su aceptación del amor y la curación de otros. Compartir nuestro corazón con ellos no es un problema.

Aprenda de los animales

Muchas personas no dedican tiempo suficiente a aprender de los animales. Si algo anda mal en su vida o está enfermo, los animales instintivamente lo saben y están presentes para consolarlo y compartir su amor. Las personas deben estar abiertas y receptivas para recibir la enorme cantidad de amor y la compañía que ellos brindan.

Hay muchas lecciones que podemos aprender de los animales, especialmente las que tienen que ver con la humildad y disfrutar los placeres simples de la vida. Ellos están en armonía completa con la naturaleza y las maravillas de la tierra; pueden enseñarnos a mantener nuestras vidas sin complicaciones y a relajarnos y fijar prioridades; también enseñarnos a ser pacientes y la forma en que debemos actuar (algo que muchos olvidamos hacer). Sintonizarnos con nuestros animales es como explorar un mundo completamente diferente.

Los animales tienen muchas cualidades admirables. Además de la capacidad de amar incondicionalmente, son honestos y sencillos. Son muy valientes cuando necesitan serlo. Los animales son padres dedicados, y muchas veces, adoptan otros que no son de su especie. Una vez tuve una gata que adoptó un pájaro.

Hable con los animales

La comunicación con los animales es muy importante. Nunca dejo de hablar con el mío. Incluso hay ocasiones en que los llamo telepáticamente y funciona. Si usted reúne un gato de Texas con uno de China, podrán comunicarse muy bien. Los humanos tienen dificultad para hacerlo aunque hablen el mismo idioma.

Los animales son criaturas muy inteligentes. La mayoría de veces responden a la manera en que nos dirigimos a ellos. Si los tratamos como seres ignorantes, sin razonamiento alguno, pueden actuar como tal; a la inversa, si les

hablamos y les explicamos las cosas, observamos una reacción totalmente diferente. Siempre doy explicaciones a
mis gatos, especialmente cuando los llevo al veterinario.
Por ejemplo, explicar lo que es una "inyección" marca
una gran diferencia en el comportamiento de un animal.
El resultado es una mayor cooperación de él.

Una mascota para la vida

Para la mayoría de personas que viven solas, un animal es
una maravillosa fuente de compañía por todas las razones anteriores. En el caso de muchas personas, sus mascotas son la principal razón para seguir viviendo, y pase
lo que pase, estos animales estarán fielmente al lado de
sus amos.

Para quienes padecen trastornos como la parálisis, la
enfermedad de Alzheimer, desórdenes mentales, o cualquier otro problema debilitante, los animales han resultado ser una de las pocas fuentes de contacto. He visto a
algunas de estas personas responder al amor de un animal cuando han fallado todos los intentos humanos por
lograrlo.

La salud del animal

Una de las mejores formas de mantener sano a un animal
es la misma que se aplica a nosotros —la prevención—.
Una dieta saludable, ejercicio, entornos limpios, pensamientos positivos y mucho amor, son aspectos que funcionan de maravilla en cualquier animal doméstico. Yo

alimento a mis gatos con comida natural sin preservativos. Incluso a veces hago para ellos estofado de pavo y verduras con arroz no pulimentado que paso por el procesador de alimentos. Esto me toma un tiempo extra, pero disfruto haciéndolo, y sé exactamente qué va en sus comidas. Otra ventaja es que las comidas caseras pueden ser más baratas que las comerciales.

He leído mucho sobre nutrición animal y puedo hacer suplementos vitamínicos. No haga esto sin primero tener el suficiente conocimiento. El organismo del animal está hecho para una dieta natural en las regiones salvajes, y una deficiencia de algo vital podría causarle enfermedades. En la bibliografía están listados varios libros que usé como guías.

Junto con la buena nutrición, recomiendo chequeos anuales con un veterinario, uno que esté dispuesto a seguir el enfoque natural. También creo firmemente en las vacunas para prevención. Uso remedios homeopáticos y herbales para mis gatos, en lugar de medicinas tradicionales. Por ejemplo, adicionar vitamina C a la dieta de gatos castrados puede ayudar a evitar los problemas de vejiga que suelen atormentarlos. El acidófilo para la diarrea es natural y mucho más sensible que algo que interfiera con las funciones naturales del cuerpo. Además, actúa sin trastornar el delicado equilibrio del organismo animal.

El ejercicio es otro factor importante en la salud de los animales. Asegúrese de que su mascota haga suficiente ejercicio, ya sea en caminatas, corriendo en un patio cercado, o jugando en la casa. He ideado varios juegos con mis gatos, incluyendo el "tócame tú". Lo jugamos adentro y afuera de la casa.

No se coma las margaritas

A los gatos, los perros y las aves les gusta las plantas. Esto puede ser peligroso para sus mascotas, especialmente si mascan una que sea perjudicial para ellas. Algunas plantas tienen venenos mortales en sus hojas, semillas, bayas o flores, que pueden afectar los sistemas nervioso, gastrointestinal o cardiovascular de los animales, e incluso ocasionar la muerte. Hay diferentes señales y síntomas que un animal puede manifestar cuando está mal. Observe cualquier comportamiento anormal en sus mascotas: excesiva salivación, respiración fatigosa, orina con sangre o erupciones en la piel. Vaya al veterinario si sospecha que su mascota ha comido algo venenoso. Entre las plantas peligrosas por su veneno se incluyen la azalea, la begonia, la hiedra (todas las variedades), el filodendro, la flor de la Pascua y el rododendro.

Comportamiento natural

Los animales son, probablemente, las criaturas más receptivas a la curación. No tienen conceptos preconcebidos de la salud. Tienen una muy alta estima; por consiguiente, en ellos no hay sentimientos de culpa y son muy abiertos a aceptar amor. No están programados para las enfermedades por la filosofía médica occidental.

Ya que los animales no ven televisión, no están expuestos a los anuncios enfocados en la indigestión estomacal, dolores de cabeza, alergias y problemas similares, por lo tanto no padecen estas enfermedades, a menos que coman o hagan algo totalmente antinatural para ellos mismos. Tienen una gran paciencia y no buscan el "alivio rápido" que puede dar un químico artificial.

Los animales también parecen saber qué es lo mejor para ellos y lo hacen —comen hierba para una molestia estomacal causada por ingerir demasiadas lagartijas, o duermen mucho y dejan que el cuerpo descanse y se recupere de sus trastornos menores—.

Los animales no usan las enfermedades para ganancias secundarias, como por ejemplo atención extra. Sin embargo, son muy inteligentes y muchos se dan cuenta de que estar enfermos puede en ocasiones tener sus ventajas. Dar a los animales mucho refuerzo positivo y amor cuando están sanos, les indica que serán amados a todo momento.

Tacto curativo

Lo que he hablado antes acerca del poder del tacto humano y la intención de curar, también se aplica a los animales. El doctor Michael Fox ha escrito un gran libro sobre masaje animal llamado *The Healing Touch* (tacto curativo). Fox tiene un maravilloso conocimiento del poder de la curación natural, y el libro es indispensable para quienes aprecian los animales. Éstos realmente aman la curación, especialmente la realizada con las manos. Saben que fluye de corazón a corazón. Tienen la capacidad de sentir amor puro y aceptarlo totalmente. Esa es una lección importante que podemos aprender de ellos.

La bola de cabello

He hecho curaciones de dos formas en mis animales. Hace aproximadamente dos años, mi gata tenía una gran bola de pelo atascada en su estómago. Se enfermó seriamente, y pensé que podría perderla. Durante tres días le suministré a la fuerza vitaminas, aceite mineral y líquido, pero siguió empeorando. La tercera noche, entré en meditación y mentalmente hice contacto con ella.

Visualicé la bola de piel en su estómago, e imaginé que la extraía con mis dedos y me deshacía de ella. Luego alivié el área con luz verde y la envolví con luz blanca curativa. La mañana siguiente, la gata era de nuevo la misma, comiendo todo lo que veía. De nuevo, recuerde que soy una profesional de la salud y curadora experimentada. Si está inseguro de los síntomas o el tratamiento, busque la ayuda de un veterinario.

Adiós a las pulgas

Otra historia involucra la ocasión en que mi gato recibió una sobredosis de spray anti-pulgas. Usualmente utilizo sólo remedios naturales en mis gatos, pero el problema con las pulgas era desesperante. Los químicos lo enfermaron, se sentó en la cama con sus ojos dilatados y su boca babeando. Puse mis manos sobre su cuerpo y pude sentir lo mal que estaba. Tenía náuseas y un horrible dolor en su estómago.

Ambos nos cubrimos con luz blanca curativa mientras yo respiraba aire fresco y exhalaba el dolor. En pocos segundos, el gato se alivió y se paró ronroneando, listo para jugar de nuevo. Pasé su dolor a mi cuerpo y lo liberé de ambos. No recomiendo hacer esto, a menos que usted tenga confianza en su capacidad para liberar el dolor. Esto no es algo que hago muy a menudo, pero sabía que el método funcionaría rápidamente.

Curación en las patas

Tuve otro incidente con mi gato, el cual deseo compartir con usted. Una noche, él se arrastraba hacia la casa con una pata trasera herida. Parecía haberse caído de un árbol y lesionado la pata con las ramas. Su extremidad estaba raspada y sangrando. La hinchazón era enorme y el solo tacto le causaba un gran dolor al animal. Llamé al veterinario y me dijo que podía verlo la mañana siguiente.

Ya sabía que era necesario hacer algo antes. El cuerpo del gato estaba caliente, sus pupilas dilatadas, y continuaba quejándose del dolor. La luz rosada tranquilizante no parecía funcionar (esto probablemente se debió a que yo estaba muy comprometida emocionalmente y trataba de estabilizarme). Le preparé té de raíz de valeriana, y con un cuentagotas medicinal, pude acostarlo en un espacio oscuro y lo dejé solo.

Luego me concentré, entré en meditación profunda, y lo contacté mentalmente. Pude ver en el ojo de mi mente que no tenía huesos rotos, sólo ligamentos y tendones desgarrados. Los músculos estaban inflamados. Mentalmente, envolví todos los huesos con una luz verde curativa (por si pudiese haber ignorado algo). Luego, cubrí todos los músculos y nervios con luz azul para aliviar el dolor, y lo envolví complemente de luz blanca. Dos o tres minutos después en esta meditación, el animal dejó de quejarse y se tranquilizó. No oí ningún ruido de él durante toda la noche.

La mañana siguiente mi gato estaba bastante mejor. Podía soportar peso en su pata herida sin sentir mucho dolor. El calor y la hinchazón habían desaparecido y las cortaduras tenían costra y estaban casi curadas. Llevé al gato a un chequeo con el veterinario, quien movió su pata y sintió los huesos sin causar malestar alguno. Dijo que no había necesidad de tomar rayos X, pues no se evidenciaba ningún trauma serio. El animal continuó mejorando, y al final del día sus cortaduras estaban casi completamente curadas y la piel comenzaba a aparecer de nuevo.

Todos somos criaturas de Dios

Claramente, muchos de los principios para el cuidado de animales se aplican a nosotros mismos. Somos criaturas maravillosas de este plano terrenal y todos estamos aquí por una razón. Cuando aceptemos el hecho de que compartimos el mismo espacio y nos respetemos mutuamente, nos habremos realmente desarrollado en un plano superior de amor y entendimiento. Los animales pueden ayudarnos a alcanzar ese entendimiento.

Si creemos que adoptar una actitud amorosa
y positiva nos traerá la sensación de juventud
fuera de nuestros sueños, eso será una realidad.

Vivir con el SIDA

CUANDO ORIGINALMENTE COMENCÉ este proyecto, sabía muy poco acerca del SIDA o las personas que sufrían la enfermedad. Desde entonces, he trabajado con varias personas infectadas y he ganado conocimiento sobre el tema y las muchas razones por las que las personas manifiestan la enfermedad. Yo vivo en el Suroeste de Florida, en un condado que se ubica tercero en la nación en lo concerniente al aumento de casos de infección reportados. Ahora es bien sabido que el SIDA afecta a personas de todas las clases sociales y de cualquier edad.

Miedo

Hay una enorme cantidad de energía negativa generada por los medios de comunicación que tratan el tema del SIDA, y esto ha desatado mucho miedo en la gente.

Este temor público por el SIDA ha tocado y sigue tocando muchas personas que no entienden la enfermedad o su forma de transmisión. Por suerte, un gran número de afectados por la enfermedad, además de sus familias y amigos, están esforzándose mucho por la educación pública.

Aún hay personas que quieren condenar y juzgar a quienes padecen el SIDA, pero pienso que hay muchas más personas de mente abierta, comprensivas y amorosas emergiendo y cambiando su punto de vista sobre la enfermedad.

Receta para la vida

Mi enfoque para tratar pacientes con SIDA está basado en alcanzar y mantener el equilibrio y la armonía del cuerpo, mente y espíritu. Durante el curso de tratamientos, usamos terapia nutricional que incluye jugos naturales con frutas y verduras frescas. Se hace énfasis en el jugo de zanahoria y remolacha para la reconstrucción celular y limpieza de toxinas. Muchos de los medicamentos tomados por pacientes de SIDA son muy tóxicos para el cuerpo y se acumulan en el hígado. El jugo de remolacha es maravilloso para ayudar a que el hígado se libere de los derivados tóxicos de la medicación.

Las hierbas también juegan un papel importante en el proceso de curación. La echinacea es esencial para estimular el sistema inmunológico, mientras el sello dorado y el ajo, ambos antibióticos naturales, ayudan a proteger el organismo de las infecciones que parecen azotar a muchas personas con SIDA. Otras hierbas y combinaciones herbales pueden usarse cuando surja cada situación individual.

Uso la meditación, imágenes guiadas, y terapia con colores para la curación física. Durante las meditaciones guiadas, hago que mis clientes visualicen las células dañadas siendo removidas del cuerpo, y poniéndolas luego en una bolsa de basura para luego botarlas. Luego reconstruimos nuevas células y estructuras celulares. El color verde es usado para envolver las células nuevas y protegerlas de un futuro daño. El rosado suele utilizarse para aliviar áreas irritadas del cuerpo; por ejemplo, el tracto intestinal o los pulmones inflamados.

Mis pacientes y yo, usualmente visualizamos una poderosa luz blanca pulsando en el área del timo. Esta luz se esparce por todo el cuerpo y permanece con la persona. Este tipo de imágenes guiadas funciona bien en estado meditativo. También sugiero que el paciente repita la visualización muchas veces durante el día, como lo harían con afirmaciones verbales.

La curación emocional y espiritual puede ser realizada a través de afirmaciones y un fuerte sistema de creencias. Las afirmaciones son una maravillosa forma de reconstruir la autoestima y el amor por sí mismo.

Posibilidades ilimitadas

No he empezado a curar pacientes con SIDA, pero he mejorado y prolongado la calidad de sus vidas. He observado un increíble cambio en estas personas y su diario vivir. He visto marcadas mejorías y, en muchos casos, un retorno a la normalidad. Además, algunos han tenido un aumento de glóbulos blancos que les ha permitido suspender medicamentos específicos.

Ya no llamo "pacientes" a mis pacientes de SIDA sino sobrevivientes del SIDA, o personas viviendo con el VIH. A continuación quiero relatar la historia de un sobreviviente que planea vivir más de noventa y dos años, y no tengo duda que lo hará.

La historia de Daniel

Daniel es uno de mis pacientes que fue diagnosticado con SIDA hace varios años. Lo conocí en el hospital donde se estaba recuperando de un ataque de PCP (neumonía carinii neumocística). Durante un corto período de tiempo, Daniel ha aprendido la importancia de tener empatía por quienes muestran ignorancia frente al SIDA, ha encontrado el valor para presentarse públicamente y reconocer su enfermedad, y ha ganado gran fortaleza y fuerza personal al hacerse cargo de su salud física, mental y espiritual.

Antes de descubrir que había contraído la enfermedad, Daniel era una ávida persona fiestera que ocasionalmente abusaba del alcohol y las drogas. En ese tiempo, pensaba que era feliz, pero mirando hacia atrás sabe que ignoró las señales de advertencia que le sugerían un cambio en su precario estilo de vida. Él, al igual que muchos otros, necesitó del SIDA para reaccionar.

Daniel no ve el SIDA como una sentencia de muerte, sino como una nueva forma de vida. No fue fácil su transición hacia la entusiasta persona que es ahora. Ha trabajado largas horas para establecer sus prioridades, darse cuenta del significado de la vida, y liberarse de la innecesaria culpa y los sentimientos negativos acerca de él mismo. Finalmente siente que merece amor y aceptación —un nuevo concepto con el cual se está empezando a sentir mejor—.

Daniel trabaja incansablemente para establecer una calidad de vida y conservar una relación cercana con sus parientes y amigos —su principal sistema de apoyo—. Él desea firmemente mantener su estilo de vida saludable; medita al menos dos veces al día, toma jugos constantemente, y sus afirmaciones y visualizaciones son repetidas tantas veces que las hace inconscientemente. En su tiempo libre, Daniel presta su servicio voluntario para ayudar otros pacientes de VIH.

Ayudas para la recuperación

Daniel y yo gastamos aproximadamente dos horas por sesión, una o dos veces a la semana, discutiendo los aspectos y las implicaciones del SIDA y el efecto que tiene sobre su vida. También usamos afirmaciones positivas como parte del nuevo estilo de vida y el proceso curativo de Daniel. Algunas de las afirmaciones cambian a medida que progresa su curación. Ya que sus afirmaciones son dichas en tiempo presente, él ha podido traer a su realidad actual el futuro de buena salud.

Al final de cada sesión, los dos hacemos una meditación en la cual lo llevo a través de un viaje de imágenes guiadas. Hacemos la visualización y trabajamos las partes de su cuerpo que necesitan atención. En este estado relajado y enfocado, Daniel puede mentalmente remover las áreas enfermas de su cuerpo, tales como partes de los pulmones dañadas por la neumonía, y botarlas lejos en pequeñas bolsas para basura.

Luego comenzamos el proceso más importante —la reconstrucción del tejido nuevo—. Esto es hecho célula por célula, hasta incluir los vasos sanguíneos que rodean la estructura celular. La nueva área de sus pulmones ahora funciona perfectamente y es resistente a enfermedades. Lo último que hacemos antes de terminar la meditación es afirmar que la enfermedad ha desaparecido y que su experiencia con el SIDA está completa. Por supuesto, las sesiones siempre terminan con un abrazo cariñoso y sentimientos muy cálidos.

Poder personal

En menos de un mes de iniciadas las sesiones con Daniel, pudo dejar de tomar el medicamento que incrementaba sus glóbulos blancos. Actualmente, durante la parte de imágenes guiadas de su meditación, él se visualiza como un hombre joven sano que le da a los demás el poder de la salud y el amor del ser —algo que ha ganado—.

Aunque el trabajo de laboratorio de Daniel va bien, lo mejor es que se siente estupendamente. Ahora se encuentra en la comunidad, trabajando con otras PLWAs (personas viviendo con el SIDA), y visitando el hospital para dar entusiasmo y pensamiento positivo a quienes ahí se encuentran. Habla con diferentes grupos en el área sobre cómo está viviendo exitosamente con el VIH, y está planeando volver a trabajar pronto. Daniel ha hecho más por sí mismo que estar en cama, tomar drogas y esperar que alguien lo cure —realmente mucho más—.

Al igual que Daniel, cada uno de nosotros tenemos la capacidad de ser pruebas vivientes del poder curativo del cuerpo, la mente y el espíritu.

Bibliografía

Anderson, David, M.D., Dale Buegel, M.D., Dennis
Chernin, M.D. *Homeopathic Remedies for Physicians,
Laymen and Therapists.*

Ballentine, Roudolph, M.D. *Diet and Nutrition—A Holistic Approach.* Honesdale, Pennsylvania: Himalayan Inter-
national Institute of Yoga Science and Philosophy, 1978.

Bibb, Benjamin O., and Joseph J. Weed. *Amazing Secrets of
Psychic Healing.* West Nyack, New York: Parker Publishing
Co. Inc., 1976.

Bricklin, Mark, et al. *Rodale's Encyclopedia of Natural
Home Remedies.* Emmaus, Pennsylvania: Rodale Press
Inc., 1982.

Carter, Mary Ellen, and William McGarey, M.D. *Edgar
Cayce on Healing.* New York, New York: Warner Books,
Inc., 1969.

Bibliography

Chang, Stephen, M.D. *The Complete System of Self-Healing Internal Exercises*. San Francisco, California: Tao Publishing, 1986.

Compton, Madonna Sophia. *Herbal Gold*. St. Paul, Minnesota: Llewellyn Publications, 2000.

Cummings, Stephen, F.N.P., and Dana Ullman, M.P.H. *Everybody's Guide to Homeopathic Medicines*. Jeremy P. Tarcher, Inc., Los Angeles, 1984

Denning, Melita, and Osborne Phillips. *The Llewellyn Practical Guide to Creative Visualization*. St. Paul, Minnesota: Llewellyn Publications, 1983.

Editors of *Prevention Magazine*. *Understanding Vitamins and Minerals*. Emmaus, Pennsylvania: Rodale Press Inc., 1984.

————*Pain Free*. Emmaus, Pennsylvania: Rodale Press Inc., 1986.

————*Fighting Disease*. Emmaus, Pennsylvania: Rodale Press Inc., 1984.

————*Natural Weight Loss*. Emmaus, Pennsylvania: Rodale Press Inc., 1985.

————*Everyday Health Hints*. Emmaus, Pennsylvania: Rodale Press Inc., 1985.

Fox, Michael W., M.D. *The Healing Touch*. New York, New York: Newmarket Press, 1981.

Bibliography

Frazier, Anitra, and Norma Eckroate. *The Natural Cat—A Holistic Guide for Finicky Owners*. New York, New York: Kampmann Publishing Co., 1981.

Griffin, Judy, Ph.D. *Mother Nature's Herbal*. St. Paul, Minnesota: Llewellyn Publications, 1997.

Guyton, Arthur C., M.D. *Textbook of Medical Physiology*. Philadelphia, Pennsylvania: W. B. Saunders Co., 1981.

Hay, Louise L. *You Can Heal Your Life*. Santa Monica, California: Hay House, 1999.

Heinerman, John. *The Complete Book of Spices: Their Medical, Nutritional and Culinary Uses*. New Canaan, Connecticut: Keats Publishing, Inc., 1983.

Herbal Almanac for the Year 2000. St. Paul, Minnesota: Llewellyn Publications, 1999.

Isselbacher et al. *Harrison's Principles of Internal Medicine*. New York, New York: McGraw Hill Book Co., 1980.

Lu, Henry C. *Chinese System of Food. Cures Prevention and Remedies*. New York, New York: Sterling Publishing Co. Inc., 1986.

Mills, Simon, M.A. *The Dictionary of Modern Herbalism*. New York, New York: Thorsons Publishing Group, 1985.

Monahan, Evelyn M. *The Miracle of Metaphysical Healing*. West Nyack, New York: Parker Publishing Co. Inc., 1975.

Nugent, Nancy. Editors of *Prevention Magazine. Food and Nutrition*. Emmaus, Pennsylvania: Rodale Press Inc., 1983.

Panos, Maesimund, M.D., and Jane Heimlich. *Homeopathic Medicine at Home.* Los Angeles, California: Jeremy P. Tarcher, Inc., 1980.

Pelletier, Kenneth. *Mind As Healer Mind As Slayer.* New York, New York: Dell Publishing Co., Inc., 1977.

Pitcairn, Richard, D.V.M., and Susan Pitcairn. *Dr. Pitcairn's Complete Guide to Natural Health for Dogs and Cats.* Emmaus, Pennsylvania: Rodale Press, 1982.

Read, Anne, Carol Ilstrup, and Margaret Gammon. *Edgar Cayce on Diet and Health.* New York, New York: Warner Books, Inc., 1969.

Reilly, Harold, and Ruth Hagy Brod. *The Edgar Cayce Handbook for Health Through Drugless Therapy.* New York, New York: The Berkley Publishing Group, Inc., 1975.

Roman, Sanaya. *Living With Joy.* Tiburon, California: H. J. Kramer Inc., 1986.

Royal, Penny C. *Herbally Yours.* Provo, Utah: Sound Nutrition, 1982.

The Biochemic Handbook. St. Louis, Missouri: Formur, Inc. Publishers, 1976.

Walker, N. W. *Fresh Vegetable and Fruit Juices.* Prescott, Arizona: Norwalk Press Publishers, 1978.

Weiss, Gaea and Shandor Weiss. *Growing & Using the Healing Herbs.* Rodale Press Inc., Emmaus, Penn., 1985.

Índice

A

acidófilo, 85, 178

afirmaciones, 18, 21, 49, 138, 187, 189

ajo, 127–128, 146, 186

alcohol, 97, 102, 121, 134, 166, 188

alergias, 80, 107, 147, 180

alimentos procesados, 100, 107, 131, 166

áloe, 147–148

animales, 63, 70, 111–112, 128, 170, 175–184

antibiótico, 127

antihistamínico, 147–148

arroz, 106, 109–111, 117, 178

artritis, 11, 83, 132, 147, 151–152

asma, 83, 129

aspirina, 70–71, 121

azúcar, 99, 101–103, 117, 119, 128

B

betacaroteno, 106, 124, 128

C

calcio, 113, 122, 132, 137, 152, 168

calorías, 99, 102, 104, 119, 133

carbohidratos, 109, 111, 120–121

cáncer, 19, 46, 49, 104, 112, 115, 117, 122

Índice

chakras, 29, 159

ciruelas pasas, 106

cocinar, 107, 132, 134–135

microondas, 132–133

colesterol, 103, 108, 111, 113, 115, 117, 122–123, 129–130

colon espástico, 34

color, 30, 35, 40–42, 73–78, 80, 89, 187

amarillo, 40, 74

azul, 40, 42, 74, 78, 104, 110, 183

blanco, 75, 79, 100, 110, 117

morado, 74

naranja, 40, 42, 74, 103, 107, 125

rojo, 52, 58, 73–74, 78, 124

rosado, 35, 40, 42, 73, 76, 78–79, 187

verde, 40, 56, 74, 76–78, 80, 181, 183, 187

comidas rápidas, 76, 99–101

concentración, 26–27, 29–31, 35, 52, 58, 139

D

diabetes, 101, 123, 150

diarrea, 34, 62, 67, 83, 85, 114, 116–117, 128, 131, 148, 152, 178

dietas, 33, 97, 112, 122, 126

diurético, 127, 130, 152

diverticulitis, 115

dolor, 2, 9–10, 16, 21, 23, 30–31, 34–35, 47, 52–53, 55, 58, 66, 71, 78, 85, 129, 131, 147, 149, 151, 158–162, 182–183

dolor de cabeza, 16, 66, 71, 85, 147

dolor de espalda, 162

E

ejercicio, 22, 24, 26–33, 37–38, 56, 80, 98, 118–119, 122, 137–139, 142, 168, 177–178

encefalinas, 47

endorfinas, 47, 158

energía colectiva, 8

enfermedad de Alzheimer, 177

Índice

enfermedades cardiacas, 109, 112, 127, 129

envejecimiento, 125, 163–174

envenenamiento, 122, 151

estreñimiento, 34, 115–116, 118

estrés, 20, 26, 32, 34, 45, 79, 83–93, 108, 158

estrógeno, 108, 119, 150

F

fibra, 42, 99, 106, 109–111, 115–117, 129–130

fiebre, 62, 83, 86, 152

fructosa, 101–102

G

granos, 109–112, 117, 120, 122, 124

grasas, 98, 103–104, 108–109, 112, 120, 132–133

gripe, 66, 85, 149, 151

H

hierba, 40, 42, 144–145, 147–154, 180

hierro, 102, 113, 117–118, 122–123

higiene, 167

hipertensión, 47, 83, 150, 153

Ver también presión sanguínea alta

hipo, 27, 120

holístico, 2, 12, 14

homeopatía, 3, 61–72

hormonas, 46, 108, 119

I

infección vaginal, 10

J

jugos, 76, 99, 102, 121, 123, 131–134, 186, 189

L

laxante, 106, 130, 152

lecitina, 103, 120

lekvar, 106

leucemia, 46

licopeno, 124

luz blanca, 3, 17, 26, 32–33, 52, 55–56, 58, 79, 159, 162, 181–183, 187

Índice

M

meditación, 22–35, 37–43, 53, 58, 77, 80, 138, 142, 144, 181, 183, 187, 190

minerales, 70, 99, 101–102, 110, 113, 121–123, 143, 147, 167

morir, 173

MSG, 107

música, 25, 37–38

N

nitratos, 107

nutrición, 2, 95, 98, 107, 110, 114, 117, 124, 132, 178

O

obesidad, 101

objetivos, 90

Omega, 103–104

osteoporosis, 112, 122, 131

P

pectina, 106, 116

perejil, 105, 122, 152

peso, 0, 32–34, 96–97, 119, 137, 183

plexo solar, 32–33, 159

potasio, 99, 102, 106–107, 123, 133

presión sanguínea alta, 20, 45, 47, 112, 127, 129, 137, 146

prevención, 0, 56, 125, 129, 141, 166, 177–178

productos lácteos, 100, 111, 113–114, 122

proteína, 104, 110–114, 120, 125, 133

Q

queso, 102, 114

R

relajación, 3, 23–29, 34–35, 37–38, 80, 150, 158

remedios, 3, 14, 61, 64, 67–72, 95, 126, 141, 145–146, 154, 178, 182

remolacha, 131–132, 186

rescoldera, 120, 130

respiración, 26–28, 179

retoños, 125

Índice

S

sal, 99, 101–102, 106–107, 119, 123, 134

salvado, 107, 110, 116, 167

seguro médico, 13

semilla de silio, 116, 145

senilidad, 150, 164, 171

seno óseo,

SIDA, 8, 185–191

síndrome premenstrual, 120, 149

sistema inmunológico, 3, 22, 46, 48–49, 56, 61, 67, 123, 126–127, 141, 143, 149, 153, 158, 169, 186

sodio, 107, 113, 122–123

soja, 110, 113, 125

T

tacto curativo, 180

telepatía, 50

timo, 22, 56, 80, 187

tofu, 113–114, 122–123

toxinas, 48, 85, 115, 120, 130–131, 143, 158, 186

U

úlceras, 45, 128–129, 132, 147–148, 159

V

vejiga, 2–3, 55–56, 153, 178

vesícula biliar, 108, 115, 172

VIH, 188–189, 191

visualización, 3, 35, 45–47, 49–55, 57–60, 138, 150, 187, 190

vitamina A, 124, 133

vitamina B, 110, 125

vitamina C, 107, 121–122, 125, 178

vitamina D, 108, 122, 125–126

vitamina E, 126

vitamina K, 126

vitaminas, 99, 101, 104, 110, 113, 117, 121, 124–125, 133, 143, 147, 152, 167, 181

Y

yogur, 106, 114, 125–126

Z

zinc, 113, 117, 123–124, 167